アンチエイジ・インスパ

Anti-aging Inspiring exercise

たるまない体は下半身でつくる

一生きれいな
メリハリボディを、あなたへ

ボディラインアーティスト
Micaco

青春出版社

はじめに

50代こそ骨盤、下半身が大事です!

メリハリのある美しいボディラインの持ち主と、そうではない人。20代の頃にはあまり感じなかった体形の差は、30代に入ると少しずつ広がり、40代になれば明らかに見た目にわかるようになります。そして、50代——。なんとなく…ではなく、もう確かに、ハッキリと全体的に下がってきた自分の体を実感している方も多いのではないでしょうか?

でも、年だし。これから恋愛するわけじゃないし。もうオバサンだから。そんなことを言い訳に、自分を諦めていませんか?

私は、現在50代ですが、ボディラインが出る服もまだ着たいし、ハイヒールもずっとはいていきたいと思っています。

年齢を重ねても、ボディラインがきれいな人と、たるんでいく一方の人の違いはどこにあるのでしょうか?

その答えの一つは、**下半身の筋肉の鍛え方**にあると私は考えています。

私はボディライン・アーティストとして、30代後半で考案した「インスパイリング・エクササイズ」の教室を主宰しています。インスパイリング・エクササイズとは、ゆがんだ骨盤を正しい位置に戻すことで、健康的なダイエットとスタイルアップができるエクササイズ。

かつて二人の子どもたちの妊娠中に、それぞれ17キロずつ太ってしまい、体形にとてもコンプレックスを持っていた自分自身の経験から開発した方法です。

ありがたいことにタレントさんから一般の方々まで、多くの人たちに受け入れていただき、

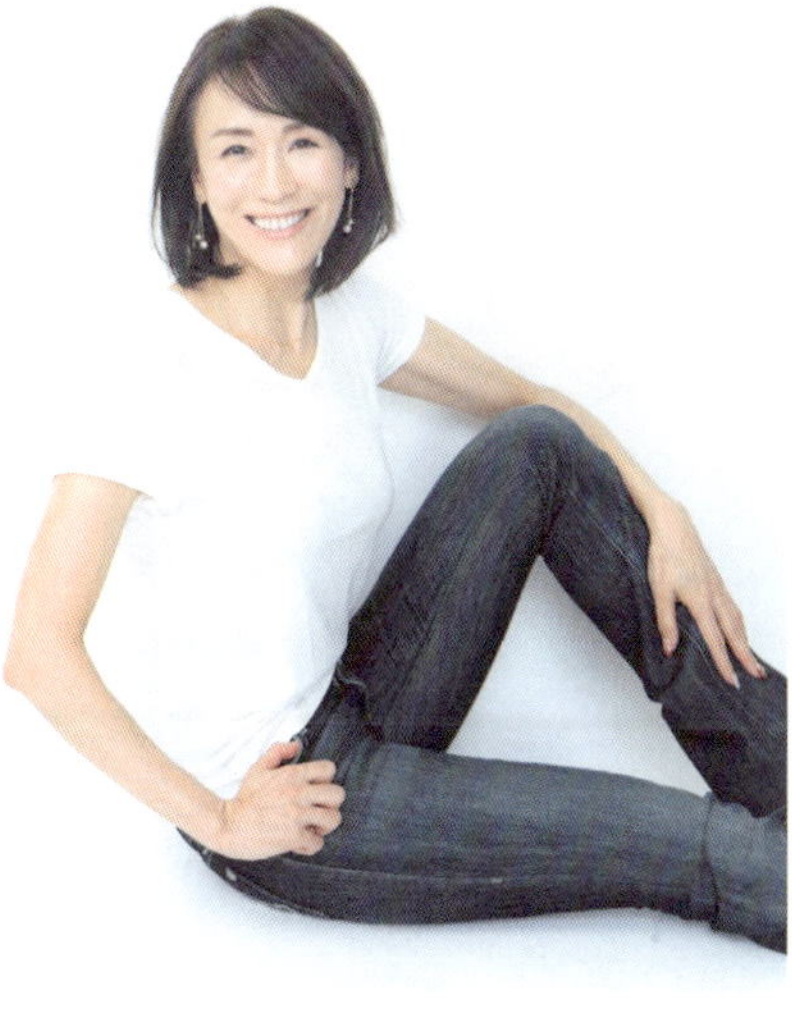

今日までできました。最近は産後の骨盤矯正が一般的になったこともあり、若いママたちのクラスはいつも満員御礼です。また、企業の方にお声をかけていただいて、いくつかの骨盤矯正の商品開発にも携わっています。

このように10年以上にわたって真剣に骨盤と向き合い続け、私自身が今まさに50代を過ごしていて、最近改めて確信を深めたことがあります。

それは、**女性がキレイでいるために骨盤は大切だけれど、特に50代以降には美と健康の要としてますます意識すべきもの**だということ。

減っていく女性ホルモンの影響で、たっぷり寝ても疲れがとれにくくなったり、尿もれを起こしたり、股関節に違和感を覚えたり、今までにない体の変化を感じる年代です。心が急にズーンと落ち込んでしまう日もあるかもしれません。そんな、**これまで経験したことのない変化が心身に訪れるこの年代**を、少しでも穏やかに、健《すこ》やかに、美しく過ごしていただきたくて、骨盤を中心としたエクササイズ（下半身の筋トレ）を紹介するこの本を書きました。名づけて、アンチエイジング・インスパ（略してアンチエイジ・インスパ）です。

全身のバランスが整ったスラリと美しい体形は、何も苦しい運動を続けないと手に入らないものではありません。更年期世代のために、無理なく、そして何よりも効率的に筋肉を鍛えるために、まずは2種類×1分、一日たった2分のシンプルなエクササイズから始めましょう。シンプルすぎて、これまでご自身が良かれと実践してきた運動はなんだったの!?　と拍子抜けするかもしれません。

本書が、私と同じように心と体の変動期にいる女性たち、手に取ってくださった方のお役に立てたなら、こんなに幸せなことはありません。

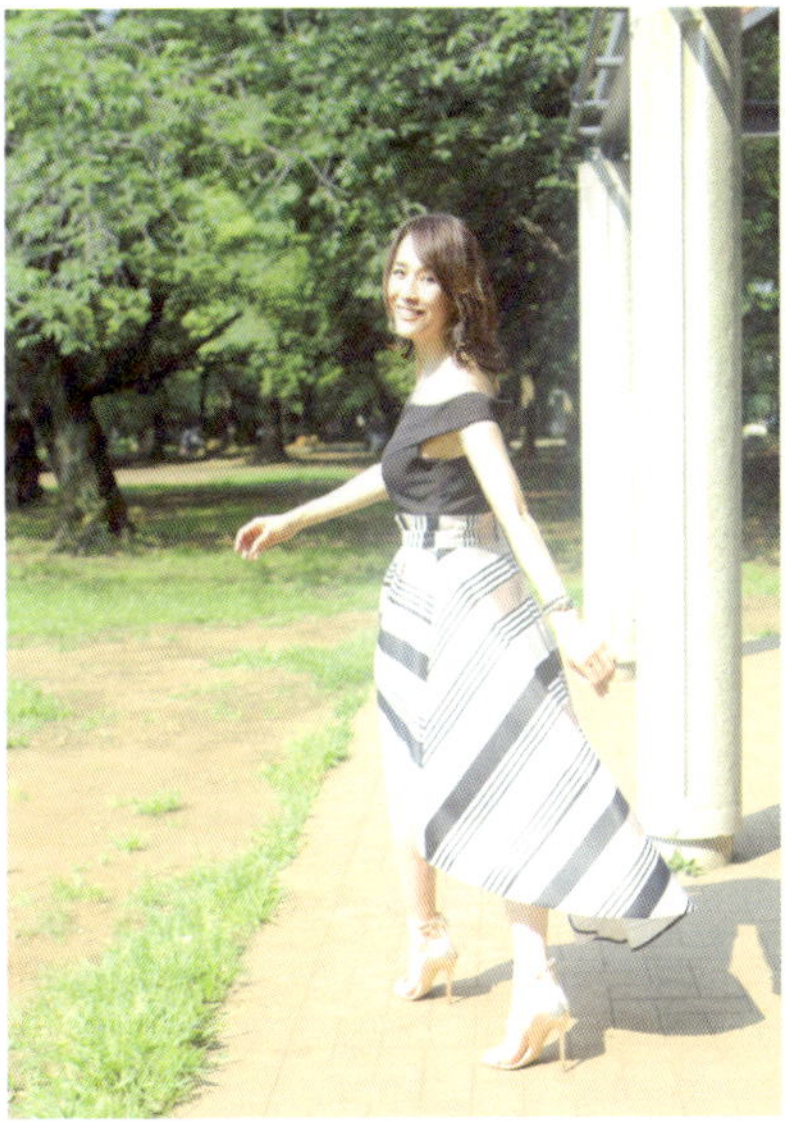

私たちが直面する体形《ボディライン》の問題

1

基礎代謝量の低下

↓

2

（体の芯の部分でもある）
体幹や骨盤の筋肉が衰える

↓

3

骨を支える力が足りなくなる

↓

4

内臓は下に落ちる・股関節には負担

↓

5

姿勢が悪くなったり、外側に広がる

↓

6

オバサンの出来上がり

下腹
ぽっこり

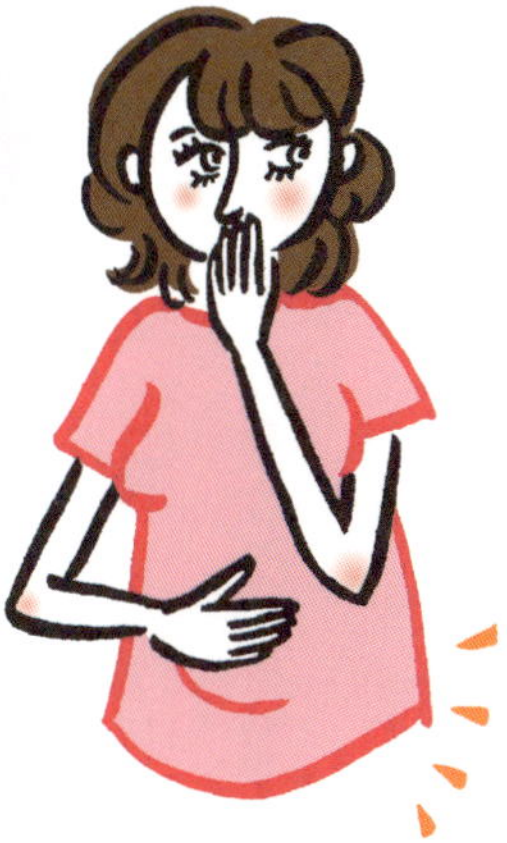

四角い
お尻

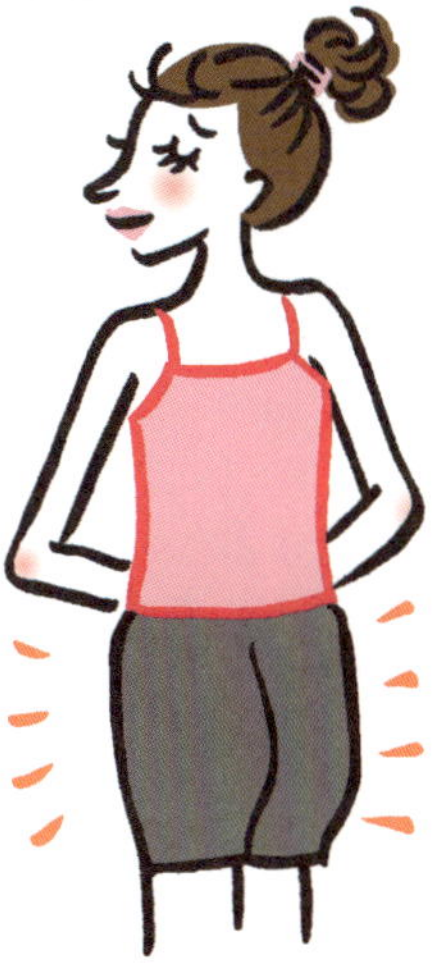

全体に
丸くなる

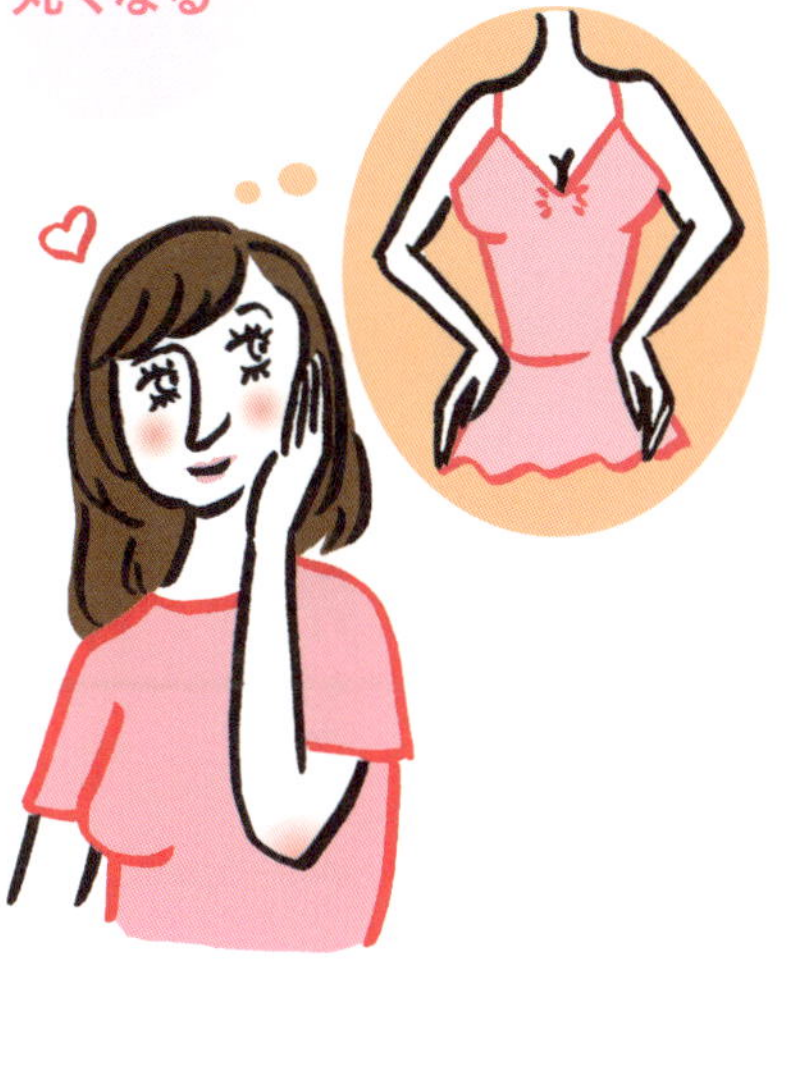

だからこそ!

アンチエイジ世代女性の体を変える！
最強の2大エクササイズ

3年前にインスパイリングエクササイズのレッスンに来たある50代の女性。寸胴《ずんどう》体形が悩みでしたが、**2種類のエクササイズをたった2週間しただけで、ウエストに驚きの変化が見られ始め**、下半身のラインがスッキリしました。

また、太ももの太さに悩んでいた40代後半の女性も、同じエクササイズを始めてから、**前に張り出していたガチガチの筋肉がスルスルと落ちて**、今でもほっそりとした美しいレッグラインを保っています。

彼女たちが難なく理想の体形を手に入れられたのは、**インスパイリング・エクササイズで下半身の筋肉を鍛えて、骨盤の位置とゆがみを整えた**から。きちんとやっても1分で終わる簡単なエクササイズを、2種類行うだけ。特別な道具も着替えも要らないし、いつでもどこでもできるから、面倒なことは何ひとつありません。息がハァハァいったり、汗をダラダラ流したりすることもないので、誰にでも続けやすいはず。

これまで通りの生活を送りながら、たった2分のエクササイズをプラスするだけなのに、続けるうちに体形のコンプレックスが、いつのまにか解消され、このエクササイズのすごさを実感することでしょう。

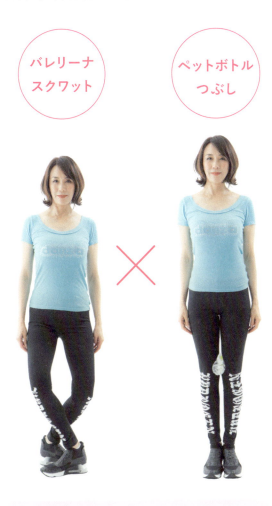

下半身の筋肉を効果的に鍛える

アンチエイジ・インスパ

まずは、これだけ！

目次

第1章

たるまない体は、下半身の筋肉でつくる！

第2章

見た目マイナス10歳も夢じゃない! アンチエイジ・インスパの秘密

骨盤まわりの筋肉を鍛えると、体形が整う理由

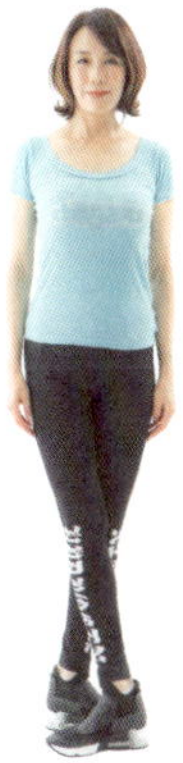

第3章

アンチエイジ・インスパ 実践編

回数よりも「ゆっくり」。自分のペースでOK

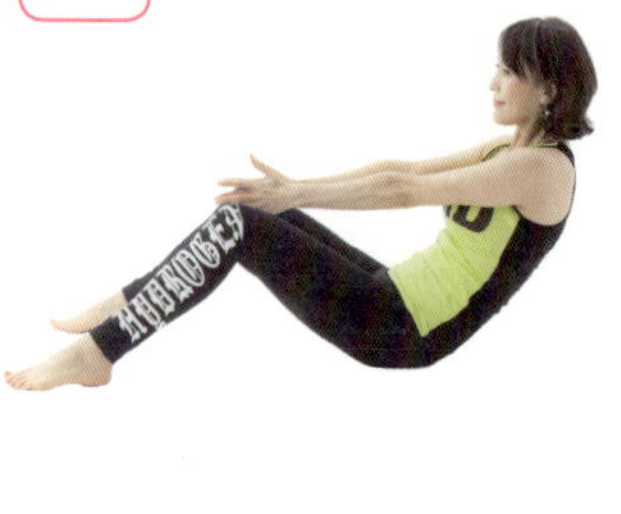

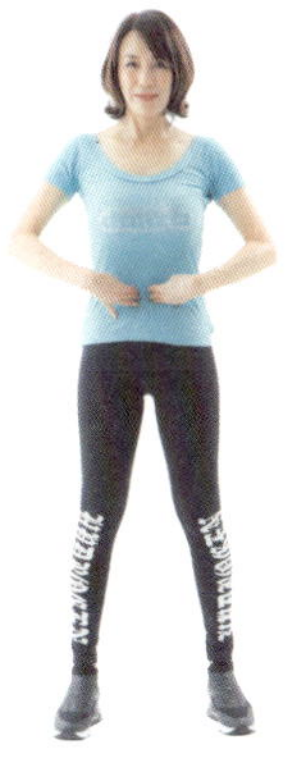

第4章

美しい50代を美しく生きるために…

毎日のちょっとした習慣

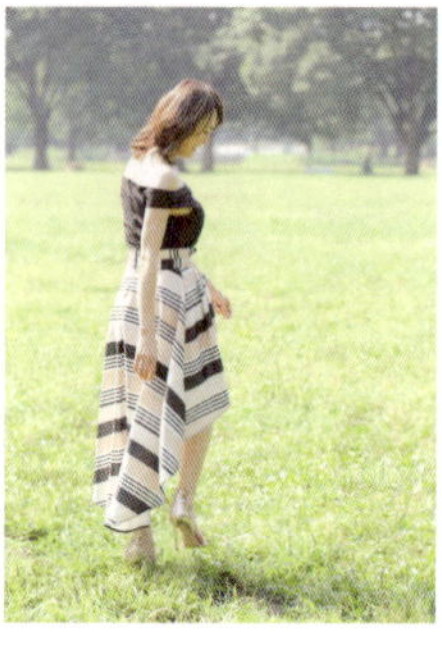

本書の使い方

まずは最強のエクササイズ
ペットボトルつぶし＋バレリーナ・スクワット
この2つだけでOK↓P38〜
←
なれてきたら… アドバンスト・インスパ
←
50代にオススメ 足指歩き＋股関節まわし＋骨盤底筋トレーニング↓P82〜
←
悩み別＋αのエクササイズ 下腹、お尻、巻き肩など必要に応じて↓P88〜
←
時々、**自分の筋力がアップしてきたかを確認**してみよう
「いまの自分の〝痩せ力〟はどのくらい？」↓P100

エクササイズのポイントは、とにかく「ゆっくり」
回数にこだわって雑になるくらいなら、数を減らして丁寧に。
これだけ覚えて、レッツトライ！

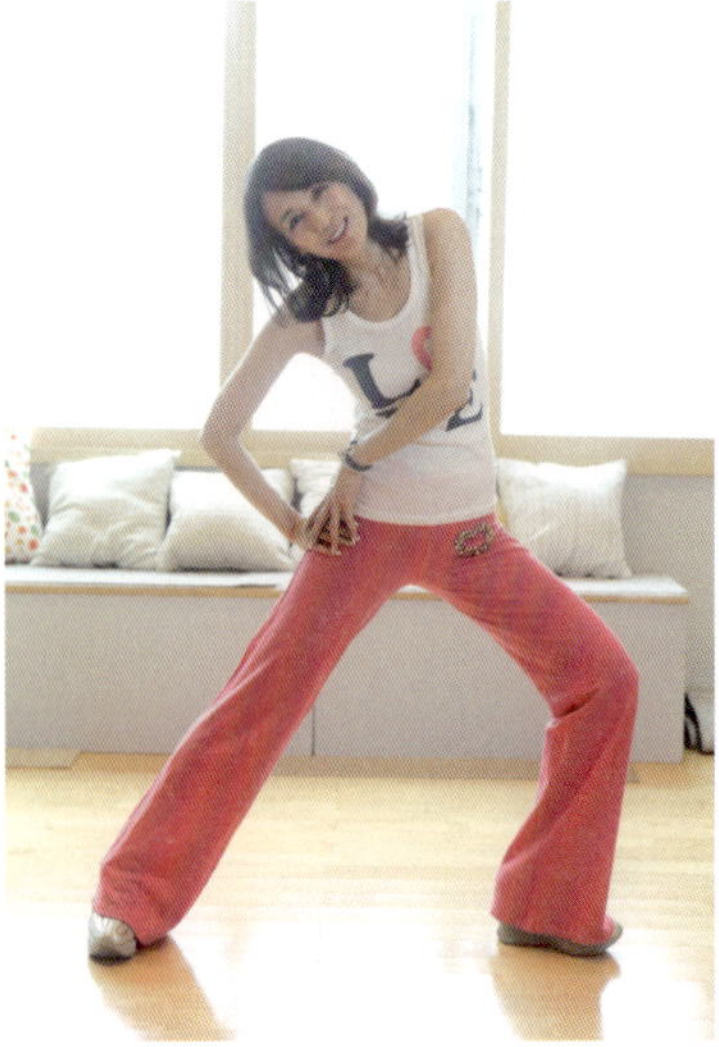

第1章

たるまない体は、下半身の筋肉でつくる！

CHECK

まずは下半身の筋力レベルを知りましょう

あてはまるものはありますか?

□

1 立ったまま靴下がはけない

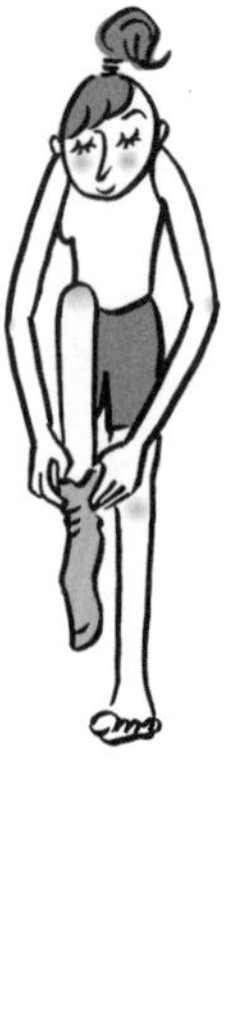

□

2 仰向《あおむ》けに寝て
膝を立てた状態で、
勢いをつけずに上体を起こせない

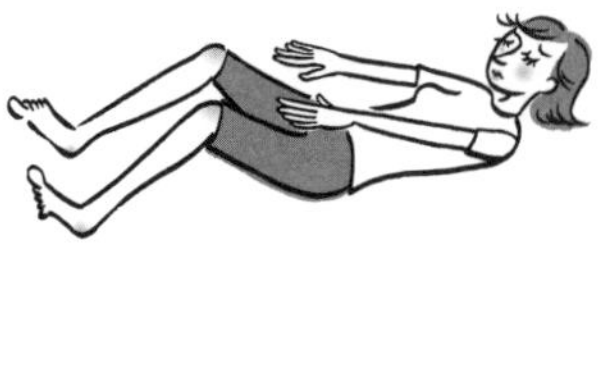

□

3

壁に背中を付けて立ったときに、頭・肩甲骨・お尻・かかとのどこかが壁から離れる、または違和感がある

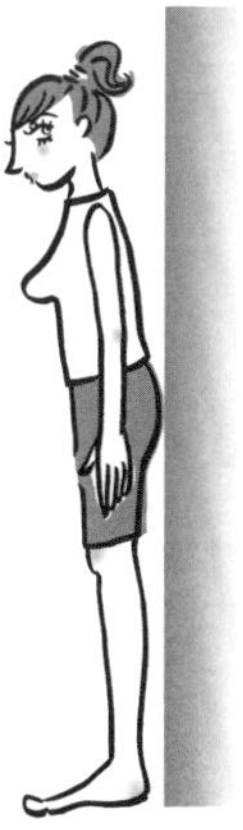

□

4

最近、O脚気味である
（脚をそろえてまっすぐ立ったとき、膝と膝がつかない）

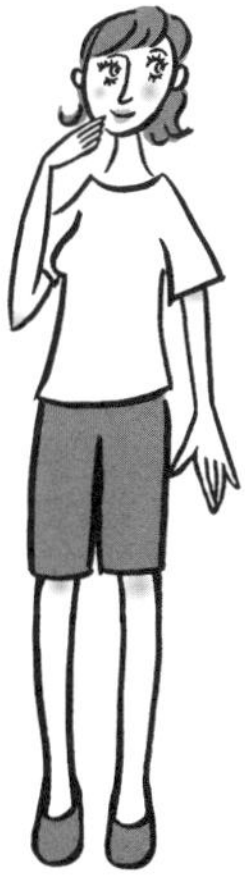

□

5

おしっこを途中で止めてみてください。止められますか？

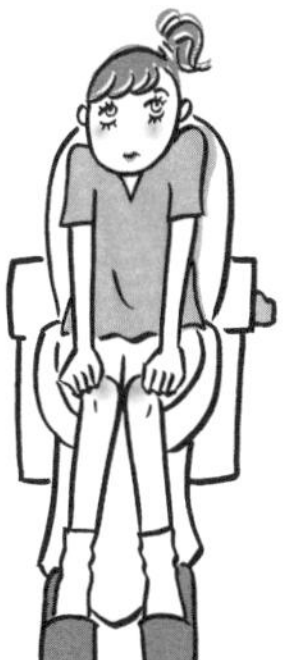

1 立ったまま靴下がはけないと、ロコモ予備軍！

このチェックは、太ももやお尻などにある大きい筋肉の衰えを見るもの。立ったまま靴下が履けないと、将来日常の動作や歩行に支障が出る可能性があるとされています（運動器が衰えて立ったり歩いたりする機能が低下するのがロコモティブシンドロームです）。今すぐ鍛え始めないと、美しい老後は見込めないかも⁉

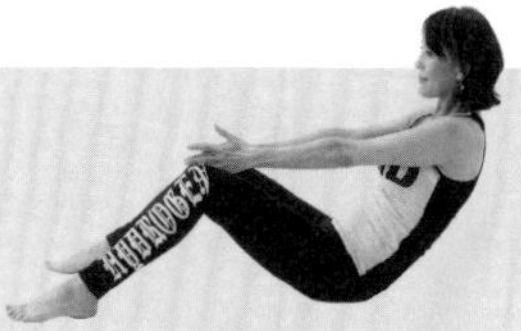

2 腹筋不足は老けボディへまっしぐら

腹筋を鍛えることは、きれいなウエストラインの維持のほかに、胸がグッと上がった正しい姿勢を保つためにも大切です。肩が前に出た猫背の姿勢は、あなたを老けて見せるモト。

3 体が正しい姿勢を忘れてしまっています

当てはまった人は姿勢に問題アリ。美しい姿勢なら、頭・肩・骨盤・膝・かかとの５点が一直線上にあります。お尻がつかないか違和感のある人は、おなかが前に出てしまっているはず。

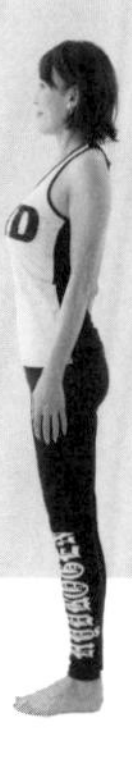

4 大転子が出てきているかもしれません

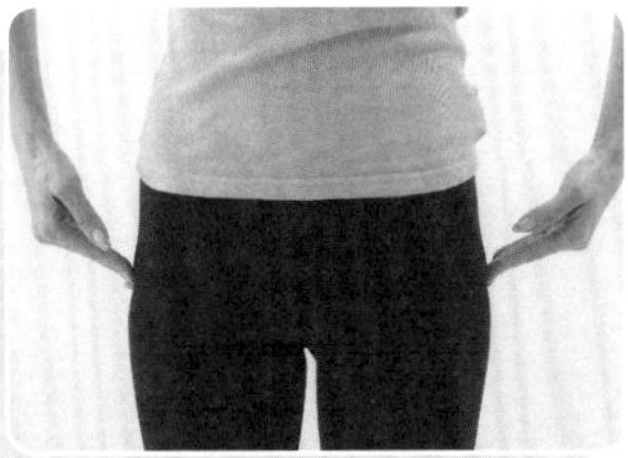

骨盤まわりの筋肉が劣化してきて後傾してくると、股関節にスポッとはまっていた大腿骨上部にある大転子が横に出てきてしまうことがあります。ももの内側の内転筋が衰えた上に大転子が横に出てくると、外もも部分の筋肉が支えようと張り出してきます。すると、O 脚の原因になったり、四角いお尻や血流の悪化を招いたりします。下半身太りにもつながりますので、骨盤まわりの筋肉を鍛えてほしいのです！

5 骨盤底筋、大事です

骨盤底筋は、特に大事にしてほしいインナーマッスルです。骨盤の底部にあるハンモック状の筋肉で内臓などを支えていますが、出産や加齢などで衰えがち。尿漏れなどが起こりがちなのも、この筋肉が弱ってしめる力が弱ってくるから。

おしっこをしている最中に、止められるようであればまだまだ OK。止められるけど不安という人はそろそろ鍛え始めたほうがいいでしょう。止めようと思っても止められない…なら、今すぐにでも本書で出てくるトレーニングを始めてください。骨盤底筋も筋肉なので、鍛えれば早い人なら 10 日～２週間くらいで変化が見られるはずです。

そのボディライン、諦めないで！

●どうして年を重ねると体形が崩れるのか

「おなかまわりが目立って太るなど、前とは太り方が変わってきた…」「以前と同じように食べていてもすぐ太るし、食べなくてもまったく痩せなくなった」「お尻が四角くなってきた気がする」「背中にハミ肉が…」「たるみが気になる」……こういう声を本当によく耳にします。

また、食べる量を落として体重を減らしても、ただやつれた印象になってしまった…という悲しい例も。

けれども、それらは本当に年齢のせいだから仕方がないことなのでしょうか？

答えはＮＯ！　です。

私が開発したインスパイリング・エクササイズのレッスンにいらっしゃる生徒さんをずーっと見てきて、ひとつ確信していることがあります。

50代以降の体形が崩れるいちばんの原因は、**体幹や骨盤まわりの筋肉、つまり下半身の筋肉が衰えて、姿勢を保つ骨を支える力が不足している**ということ。この部分の筋力が弱くなると、骨盤が前後に傾いて、背すじがピンと伸びた正しい姿勢を保てなくなります。すると、その間違った姿勢を支えるための筋肉ばかりを働かせてしまうため、本来働くはずのだいじな筋肉はますます弱くなってしまうことに。こうした偏った体の使い方を四六時中続けているうちに、悪い姿勢を体が覚えてクセになってしまいます。そういう日々の積み重ねで、知らず知らずのうちに誰が見ても立派なオバサンの完成！　というわけです。

また、見逃せないのが女性ホルモンの変化です。私たちは初潮を迎えた思春期の頃から妊娠や出産のために、どうしても体に脂肪をためこみがちでした。胸やお尻などがふっくらしてくるのも、出産に備えてですから、女性の宿命でもあります。

女性の年代ごとの部位脂肪率バランス変化

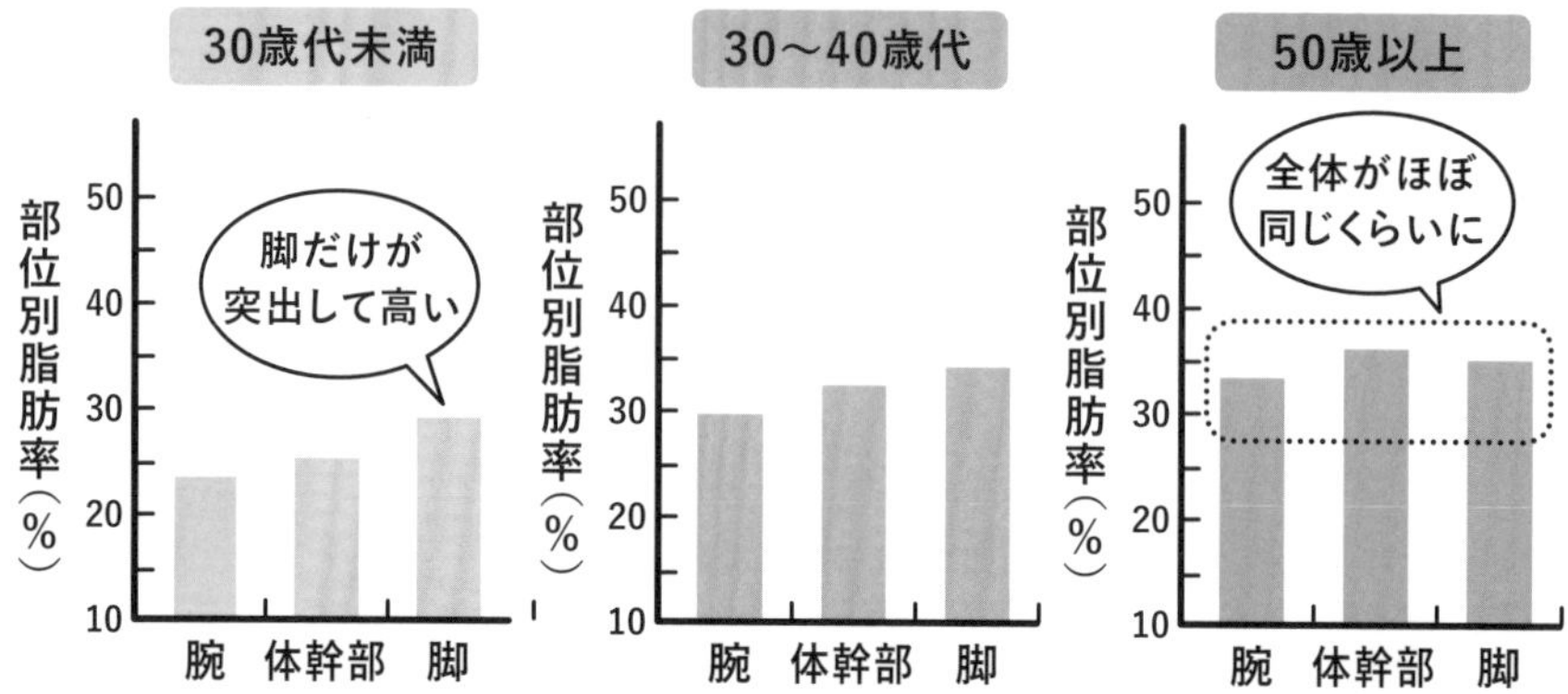

※出典：2000年日本体力医学会 タニタ体重科学研究所発表資料

つまり、女性には皮下脂肪が多く、男性には内臓脂肪が多い、という男女差は女性ホルモンによる部分も多いのです。ところが、私たちの年代は女性ホルモンも徐々に減ってくるため、太り方も変わってきます。

上の表を見るとわかりますが、30代未満の頃は、おしりを含む脚の脂肪率が高いのですが40代50代と年を重ねてくると、腕や体幹部にも脂肪がつきやすくなります。つまり、ウエストキュッという体形から、全体的に丸い体形になっていくのです。

この女性ホルモンの減少については、誰もが直面することですから仕方がないにしても、では何もできないか、というと、それは違います。

先にお話しした、「筋肉」。筋肉は何歳からでも鍛えられますから、衰えた筋肉を取り戻し、**偏った筋肉の使い方を正せば、体形の悩みはスッキリ解消されて、見た目年齢もグンと下げられる**のです。

●いくつになっても、体は変えられる！

若い頃というのは、たとえ魅せ方を知らなくてもパーツがキレイなだけでなんとかなります。モデルや女優のような美人でなくても、肌のハリや艶《つや》はやはり若い人の特権です。でも、年齢を重ねることで誰にでも平等にやってくる加齢によるパーツの劣化……これは魅せ方ひとつで変えられるのです。

初めてインスパイリング・エクササイズの教室を開いた頃からずっとレッスンに通われている60代の生徒さんは、スッと引き締まった体形で10歳は若く見えるし、とってもエネルギッシュ。

反対に、最近参加し始めた産後まもない30代の生徒さんは、下腹ポッコリの悩みがあり、筋力が十分ではないせいで、正しい姿勢で立っているとすぐ疲れてしまうといいます。

二人の違いはどこか？　それが「筋肉」です。

どんなに若くても筋肉がない若さより、たとえ実年齢が高くても筋肉がある体を目指しましょう。筋肉ひとつで見た目は10歳くらい若くいられるのです。そして、筋トレの努力は決してあなたを裏切りません。やっただけ必ず効果が出るのです。

そこで今回、40代後半から50代の更年期を生きる世代のために、特に必要な筋肉が鍛えられるよう厳選したのが本書です。

ボディラインは努力すれば変えられるのに、ただ劣化にまかせているなんて、自分を諦めていること！　もったいないですよ。

「50代こそ、下半身を鍛えてほしい」と私が言う理由

●痩せてはいないのに、脚が細くなってくるのは、なぜ？

アンチエイジ・インスパでは、特に骨盤を支える筋肉を集中的に、効率的に鍛えることができます。代表的な骨盤周りの筋肉の名前を挙げてみましょう。回旋《かいせん》筋群、腸腰筋《ちょうようきん》（大腰筋《だいようきん》、腸骨筋《ちょうこつきん》）、殿筋《でんきん》群、骨盤底筋《こつばんていきん》群など、耳慣れない名前が多いかもしれませんね。

一般的に筋肉は10代後半から20代前半をピークにして、30代以降は年に1％ずつ減っていきます。なかでも下半身の筋肉は50代に入ると急激に減っていきます。筋肉の繊維が老化で細くなってくるからです。それはエネルギーを消費しにくく美しい姿勢も保てない体に近づいていることにほかなりません。

全体的に丸くなっているのに、脚だけ細いという人は「若い頃より脚が細くなっ

た」だなんて、喜んでいる場合ではないのです。若い頃より脚が細くなった、と感じたら、ズバリ！　劣化街道まっしぐら、ということです!!　たとえば、お尻のお肉を支えている太ももの裏側の筋肉が痩せれば、お尻は重力に負けてたれてしまいます。筋力の低下が全身で起これば、それはすなわちボディラインの崩れが全身に、いっきに広がるということなのです。

年齢に伴う筋肉量の変化

筋肉量は、上肢は60歳頃まで横ばいなのに、下肢は20歳代から減少の一方。
体幹部は、50歳頃から減少を始めている。

上肢筋肉量

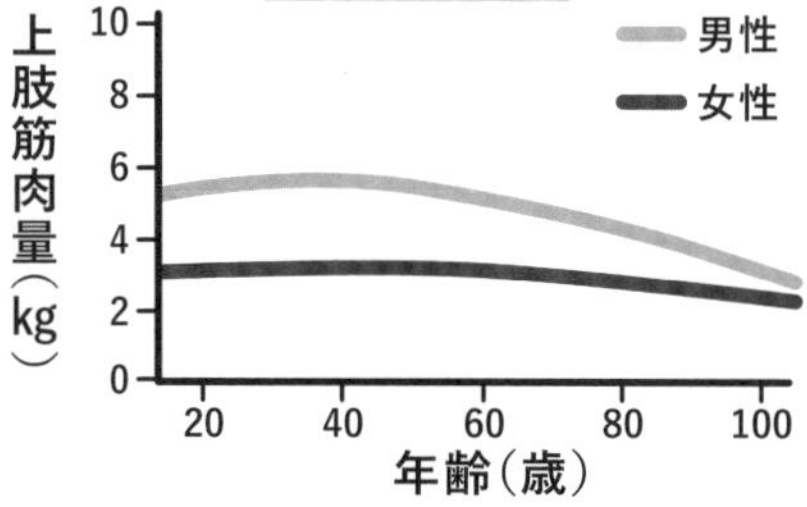

下肢筋肉量

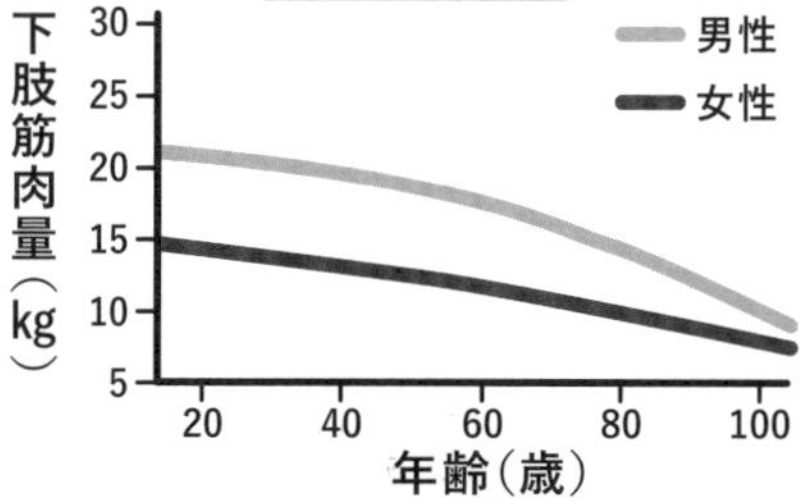

体幹部筋肉量

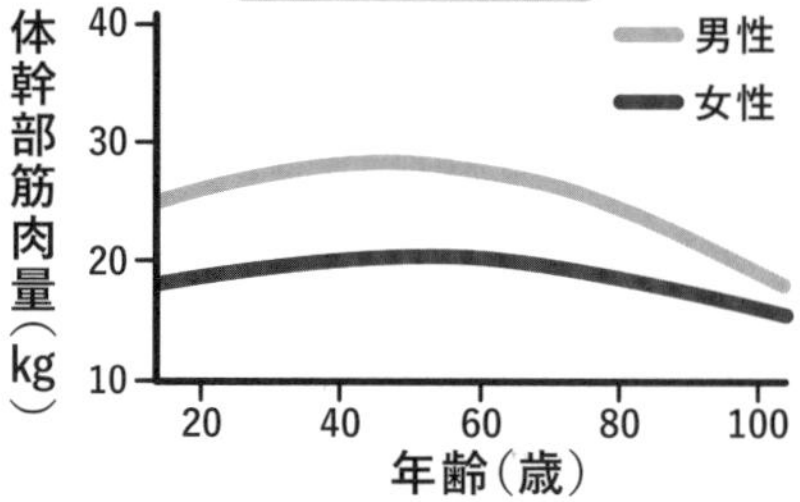

（谷本芳美ほか「日本人筋肉量の加齢による特徴」
『老年医学会雑誌第47巻1号』より作成）

●インスパで鍛えるべき筋肉はコレ！

アンチエイジング・インスパでは、下半身のインナーマッスル（大腰筋、腸骨筋、骨盤底筋群など体の内側の筋肉）をメインに鍛えて骨格を整えます。骨格を支えるインナーマッスルは外から触ることはできませんが、正しい姿勢の土台となり、女性らしいボディラインを維持するためには欠かせない、とても重要な筋肉です。

骨格が安定すると、常日頃から背筋をスーッと伸ばした姿勢で過ごせるように変化。ここ、大事です！　外見は何も変わらなくても、インナーマッスルをきちんと使える体に生まれ変わるんです。すると、連動するほかの筋肉も正しく動かせるようになります。**歩いたり家事をしたりといった普通の動作がみんな適度な筋トレになっていく**ため、消費するエネルギーが高まってボディラインが整っていくのです。

数あるインナーマッスルの中でも、アンチエイジング・インスパで特に重視するのは、大腰筋です。なぜならば、骨盤を立てるために、重要な働きをするからです。

また、**骨盤底筋群**も忘れてはいけない筋肉。

骨盤底筋群は骨盤の底部分にハンモック状になっている筋肉で、膀胱や直腸、子宮など、骨盤内にある臓器を下から支えています。また、尿道口や肛門、膣口の開閉をして、尿と便の排泄や月経の経血をコントロールする役目も。弾力性があり、しめたりゆるめたりとても大切な役割を担っている筋肉ですが、骨盤底筋群の筋力と伸縮力は加齢や運動不足などで低下します。

では、ここが衰えてしまうと、体にはどんな変化が起こるのでしょうか?

まず、見た目が変化します。ボディラインの崩れです。骨盤底筋群が骨盤内の臓器を支えきれなくなり、臓器が本来あるべきところから下垂して、下腹がポッコリと出た状態になってしまいます。体重を落としても、下腹が凹まないという悩みがあるなら、それは骨盤底筋群の衰えが原因かもしれません。

そしてもう一つ、生理的な変化の代表が尿もれです。産後に悩まされた経験のある方も多いでしょう。加齢や運動不足でも同じことが起こります。尿道口の開閉をする力が弱くなり、コントロールしきれなくなっているのです。

●下半身に7割の筋肉が！

人間の筋肉は、インナーマッスルを含め、全体の約7割が腰から下に集まっています。下半身の筋肉を鍛えること、イコール全身の筋肉の7割を鍛えること。本書のエクササイズは、**老化を遠ざけるアンチエイジングなボディ**を効率よく作っていける方法といえるのです。

もし、いま「美しく年を重ねた女性」と「単なるオバサン」の分岐点にいるのではないかと少しでも思っているのなら、いまがふんばりどき。あなたが自分らしい美しさをより輝かせるか、これからの人生をより輝かせるか、それとも自分を諦めて劣化にまかせるか……の分かれ道といってもいいのです。

加齢による筋肉の衰えを放置するのか、ここで鍛えて食い止め、諦めずに体を若返らせる意識を持つのかは、大げさではなく、この先の人生を大きく変える選択になることはまちがいありません。

早速、エクササイズ！
その前に知っておいてほしいこと

おなかまわりを細くしたいと思って腹筋運動をしてみたり、ウエストを左右にひねる運動をしてみたりした経験のある方は多いと思います。また、たれたお尻をどうにかしたくて、脚を後ろに蹴り上げるエクササイズをやったことのある方もいるでしょう。でも、じつは、体形を美しく整えたい場合、気になる部分だけを動かしても効果は出ません。

いまの体形は、間違った筋肉の使い方が習慣になってしまっている結果なので、まずは全身の筋肉を正しく使えるように体のクセを直してあげないと、体形への不満は決して解消されません。

そもそも日本人は背骨と太ももをつなぐ大腰筋がもともと細く、骨盤が後ろに倒れやすい民族なのですが、50代になると加齢によって大腰筋はさらに痩せて、骨盤の後傾状態に拍車がかかります。すると、脚のつけ根（大転子）が横にはり出してきて、そのまわりにお肉がつき、若い頃より下半身がサイズアップします。

骨盤後傾の骨格は、おへそを前に突き出して背中は丸まり、両肩は内側に巻かれて首が前に突き出した姿勢が特徴。歩くときにも脚の筋肉を正しく使えないため、（変なところの筋肉を使うので）太ももが固太りのようになりがちです。こうなってしまったら、いくらお尻の筋肉だけ鍛えても、プリッとカッコよく盛り上がったお尻にはなりません。

インスパイリング・エクササイズをすると、骨盤を支える筋肉がまとめて鍛えられ、地面に対して骨盤が垂直に立つので背骨もまっすぐに。それに伴って胸とおなかがスッと引き上げられ、脚全体の筋肉を適切に使えるようになります。

このようにして体形が整う土台ができあがると、もう成功は目前。良い影響は骨盤から全身へと広がっていくのです。

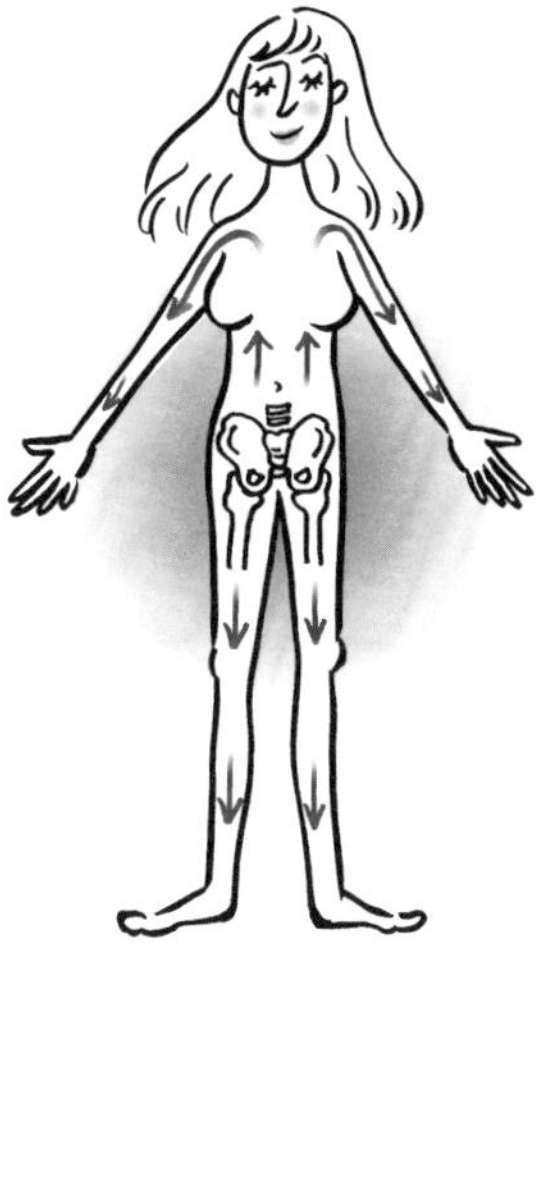

若い時のような無理はもうきかないから　これからは効率重視でいこう！

さて、筋肉筋肉といってきましたが、筋肉を鍛えなさい、というと、ハードな運動を連想されるかもしれませんが、そんな必要はまったくありません。

そもそも体力も気力もだんだん落ちてきているところに、急にキツイことをやろうとしたって、三日坊主になるのがオチ。続くわけがないんです。

50代からのエクササイズでいちばん重要なのは、**絶対にムリしないこと**。私たち女性の体は、もともと脂肪が増えやすいところに加齢でホルモンバランスも崩れ心身ともにバランスが崩れがちです。ですから、20〜30代と同じようにやっても同じ結果が出るわけはないのです。**50代には50代のエクササイズがある**。そう腹をくくってしまいましょう。

そこでご紹介するのが、**インスパイリング・エクササイズを進化させたアンチエイジング・インスパ**です。一つの動きがたった1分×2種類。二つを別々の時間にしてもいいので、忙しい人でも取り組みやすいし、苦しくないので運動嫌いの人でも続けやすいと思います。

長続きしやすい理由
…なぜ誰もが続けられるのか？

1. エクササイズの数が少ない
2. 回数が少なくてもいい
3. 家事のついでにできる
4. 特別な道具がいらない
5. 立ったままでできる

1エクササイズ1分×2種類で、まずは2週間

体が劇的に変わる！　これが最強の2大エクササイズ

基本ルールはこれだけ！

1 始めたら2週間は、毎日続ける

この2週間は、正しい筋肉の動きや使い方を、新たに体に覚えさせるために必要な期間。衰えてしまった筋肉に刺激を与えて目覚めさせ、全身のバランスをアップデートさせます。

2 食事の量は落とし過ぎない

トータルバランスを無視して単に食べる量を減らすだけだと、栄養不足から筋肉そのものが痩せ衰えてしまうことが。筋肉を育てるためにも、食事はきちんととるように心がけます。特に筋肉を育てるためには、タンパク質が必須です（おすすめは赤身の肉など）。

最強のエクササイズ 1

ペットボトルつぶし

横に広がったお尻も
張り出した太ももも
スッキリ!

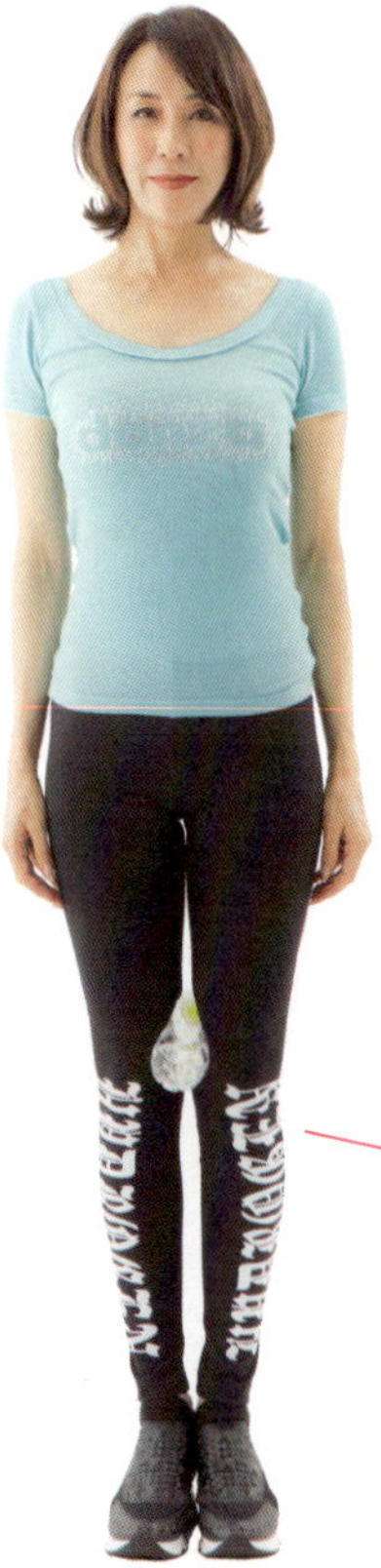

ポイント

膝の骨が外に向くように意識する。つま先はつける

1 両膝の少し上にペットボトルをはさむ

つま先を正面に向けてまっすぐに立ち、お腹とお尻に力を入れてキュッとしめる。両膝の少し上あたりで、水を半分くらい入れた500ミリリットルサイズのペットボトルをキャップ側が後ろを向くようにしてはさむ。姿勢が安定しないようなら、腰に手をあててもOK。

ポイント

ペットボトルの後ろ半分（キャップ側）をギュッとつぶすつもりで力を込める（かかとを上げるという負荷をかけることで太ももや足首など下半身の筋トレになる。膝が外に向く感覚がわかってきたらペットボトルなしでもOK）

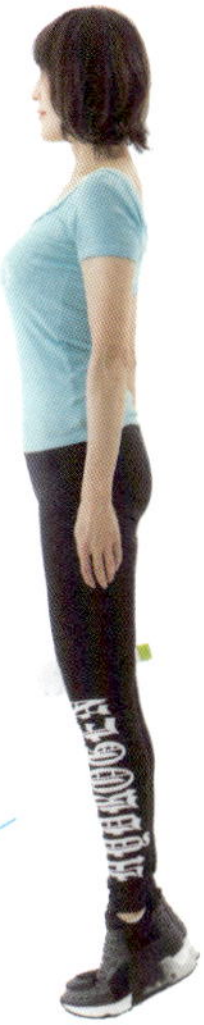

横から見ると

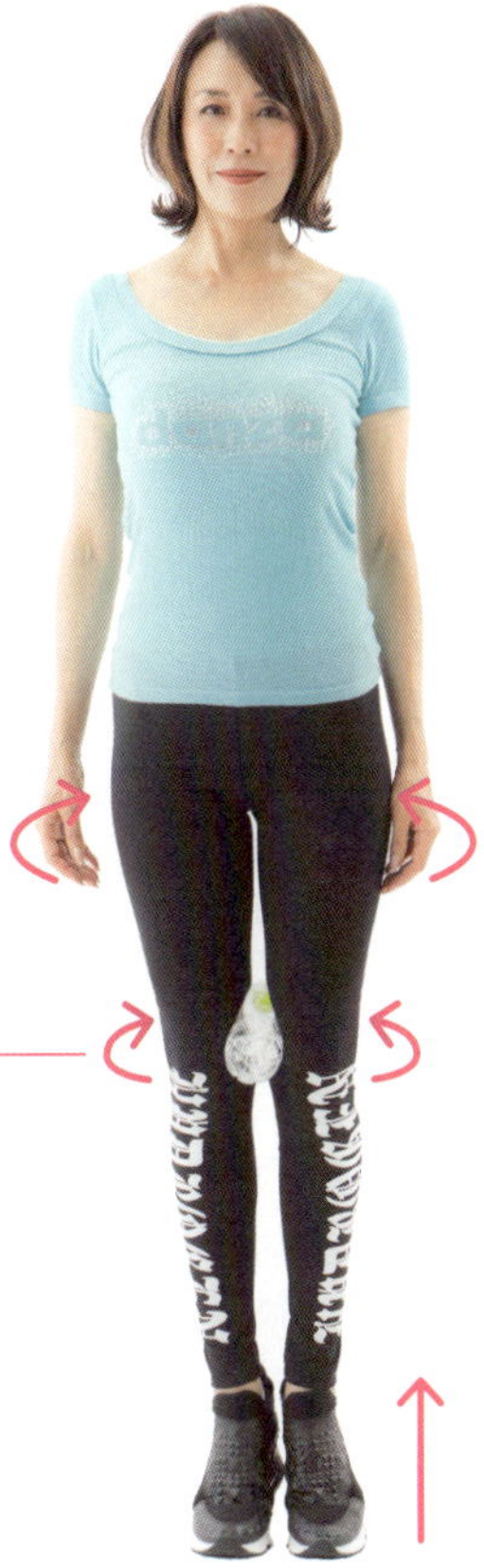

一日一回でOK

2 かかとを上げて、お尻をキュッとしめる

ペットボトルをはさんだまま、かかとを上げ、膝の骨を外に開くように、お尻をしめる。

3 10回目でキープ

10回目にかかとを上げたとき、その状態で10秒キープ。

最強のエクササイズ2

バレリーナ・スクワット

骨盤のゆがみを一気にリセット！

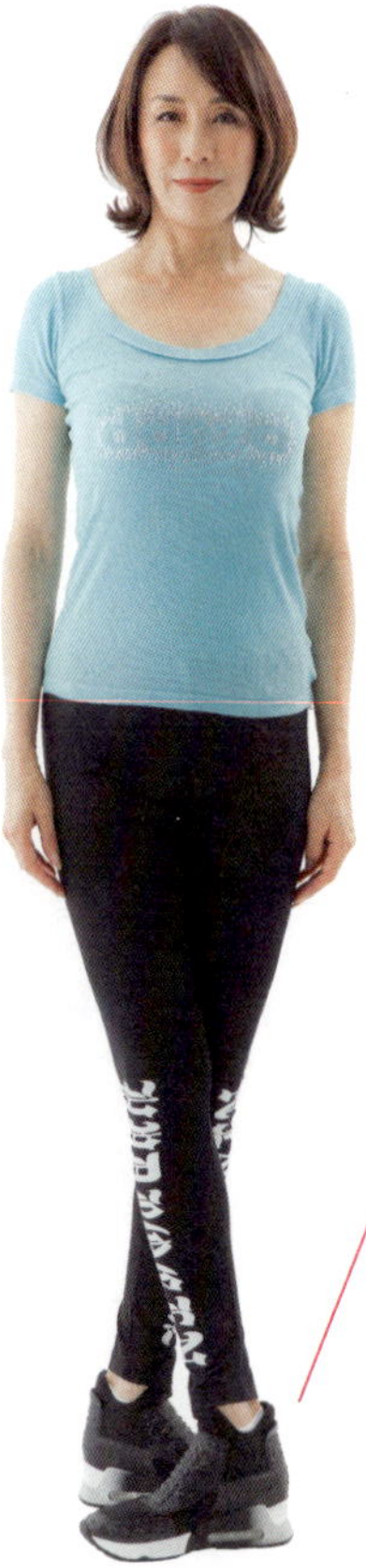

ポイント
両足の間は10センチくらい開ける

注意　膝が曲がりがちなので、無理をしない範囲でまっすぐに伸ばすようにする。

1 片方のつま先とかかとが平行になるように立つ

まっすぐに立ち、つま先が外側を向くように右足を一歩前に出す。

右足のかかとが左足のつま先のライン上にくるように置き、両足を平行になるようにして立つ。

お尻周り全体に力が入って、キュッと引き締まっているのが感じられるはず！

○ 前足のかかとと後ろ足のつま先が平行

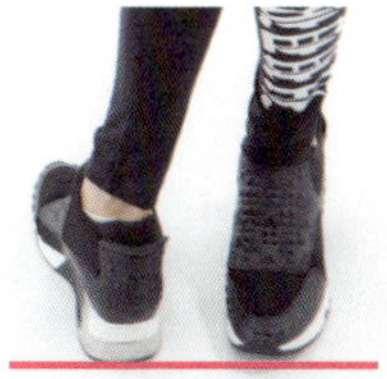

× かかととつま先がズレている

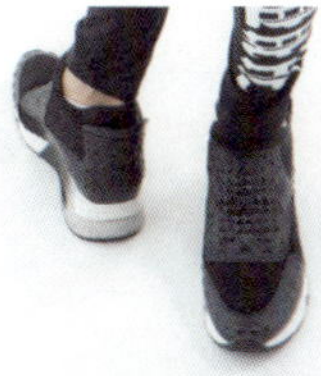

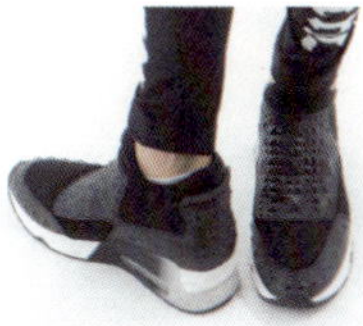

注意　骨盤にゆがみがあると、両足を平行に並べて立つことも難しい。力ずくでやろうとすると筋肉を傷めることがあるので注意して。最初は両足が『くの字』の形になっても良いので、できる範囲で行う。

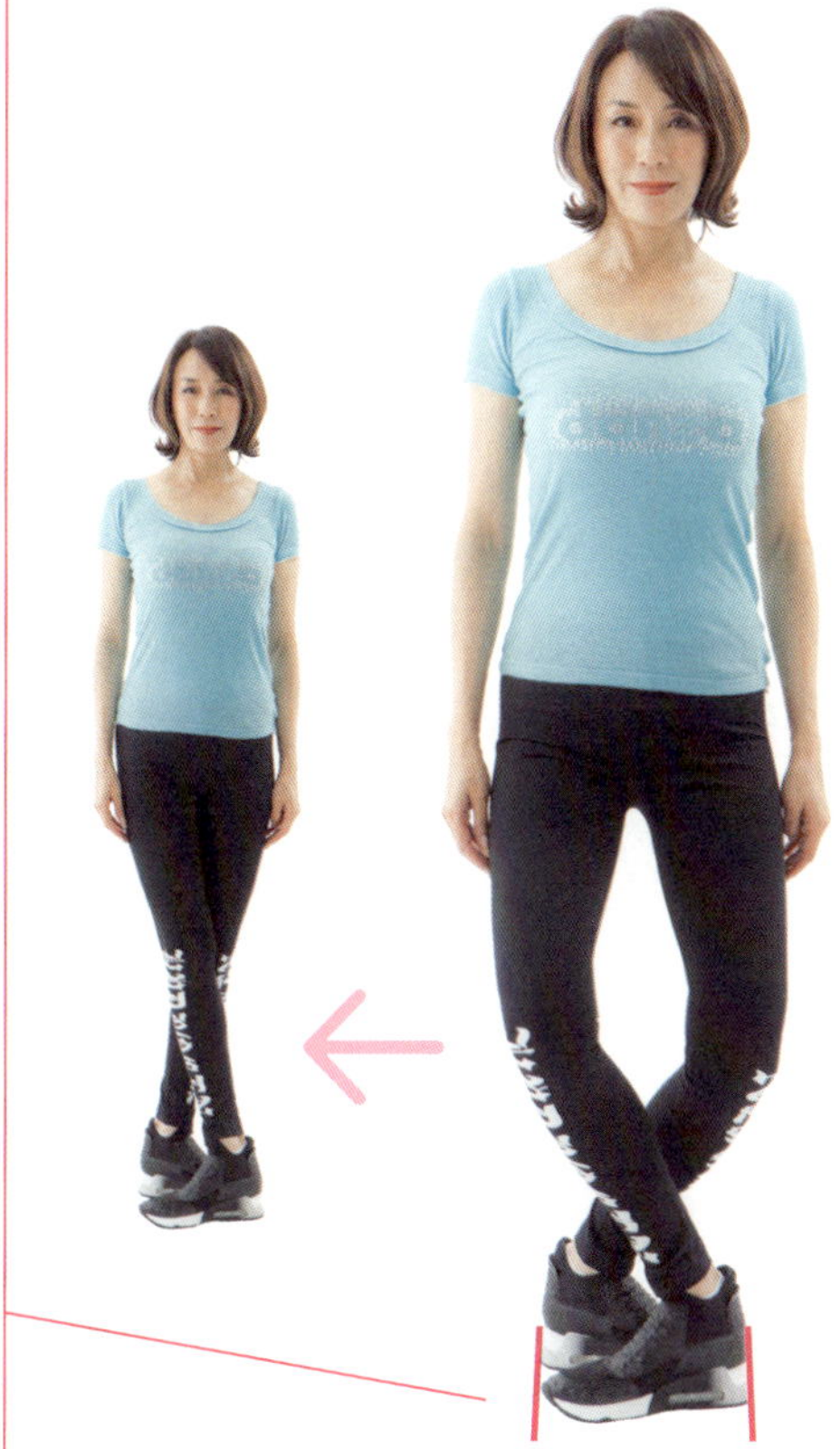

2 お尻をまっすぐ下におろし、戻す

５回屈伸する。

５回目に足が伸びた状態で５秒キープ→お尻をキュッキュとしめる。

前後の足を入れ替えて、同様に５回。

2大エクササイズで鍛えられる筋肉

「２つだけで本当に大丈夫？」と不安な方へ。
効果のある筋肉を一覧表にしておきました。

ペットボトルつぶし

大・中・小臀筋（ヒップ）
内転筋
ヒラメ筋（ふくらはぎ）
大腰筋
大腿四頭筋（太もも）
脊柱起立筋（背骨あたり）

＋

おなかまわり
・腹直筋
・外腹斜筋
・内腹斜筋
・腹横筋

＋

膝から下
・下腿三頭筋（ヒラメ筋・腓腹筋）
・骨盤底筋

バレリーナ・スクワット

大・中・小臀筋（ヒップ）
内転筋
ヒラメ筋（ふくらはぎ）
大腰筋
大腿四頭筋（太もも）
脊柱起立筋（背骨あたり）

＋

おなかまわり
・腹直筋
・外腹斜筋
・内腹斜筋
・腹横筋

※ちなみに、この２つに慣れてきたら、次のオススメは「足指歩き」（Ｐ82）。こちらも、下腿前面・後面の筋肉群、下腿三頭筋（ヒラメ筋、腓腹筋）、骨盤底筋、大・中・小臀筋に効果があります。

第２章

見た目マイナス10歳も夢じゃない！
アンチエイジ・インスパの秘密

骨盤まわりの筋肉を鍛えると、体形が整う理由

骨盤を見れば、その人が見える

骨盤は体の土台。家も土台が傾くと上ものが傾くように、人間の体も土台である骨盤が傾くと、上半身、下半身の骨もゆがみ、下腹が出たり、お尻がたれたり、下半身デブになったり……とラインが崩れたり、健康を害したりするのです。

骨盤ケアの重要性が一般的にも広まり、街中の整体院などで「骨盤矯正」の文字をよく見かけます。

私はここ10年ほど、病院での産後ママのための骨盤ケアの教室を続けていますが、最近ではみなさん当たり前のように受講されます。それだけ、骨盤が大事ということは、浸透してきたのでしょう。

矯正というからには、理想的な骨盤の状態があるということですが、皆さんは理想的な骨盤とは、どんなものだと思いますか？

じつは骨盤は常に動いています。数ミクロンのことで外からはわかりませんが、開いたり閉じたりしています。朝、一日の活動が始まると骨盤はしまり、夕方になるにつれてゆるむという一日単位のサイクルで、また生理周期でも開閉します。また、何かに集中しているときやリラックスしているときなど、気持ちの持ちようや心の状態でも変わっていきます。

骨盤には性格もあらわれますよ。

私は生徒さんの骨盤の状態を確かめるために、今まで3000人以上の骨盤をチェックしてきましたが、おおらかな性格の方は骨盤が開き気味、細やかな性格の方は骨盤がしまり気味だと感じています。

こうして改めて見てみると、スムーズに閉じたり開いたりできることが、骨盤の本来の機能で自然な姿だといえます。

1章でもお話しした〝骨盤底筋群〟と呼ばれるインナーマッスル。特に私たちの年代では大切なので、くり返しになりますが改めて説明させてください。骨盤底筋群は尿道や膣、肛門などの開閉をコントロールしたり、子宮や膀胱などを支える役目の筋肉で、加齢の影響で筋力が衰え、ゆるみやすくなっていきます。

また、閉経に向かって女性ホルモンのバランスが変化して、更年期世代の骨盤は徐々に開いていきますが、骨盤底筋群が弱くなることによって、開閉がうまくいかなくなり、開きっぱなしの状態に。骨盤には内臓の受け皿の役目もあるので、骨盤が開きっぱなしになると内臓が下がってしまいます。

骨盤の中に内臓が落ち込むと骨盤はさらに広がり、下腹がポッコリと出たうれしくない体形に！　また、骨盤が開きっぱなしになると、下半身の血行が悪くなってむくみがちになります。

そんな人にこそ、アンチエイジング・インスパの効果は実感できます。骨盤まわりの筋肉を鍛えて強化することで、骨盤は理想的な位置に戻り、下腹ポッコリも解消できます。

骨盤底筋

〈横から見た図〉

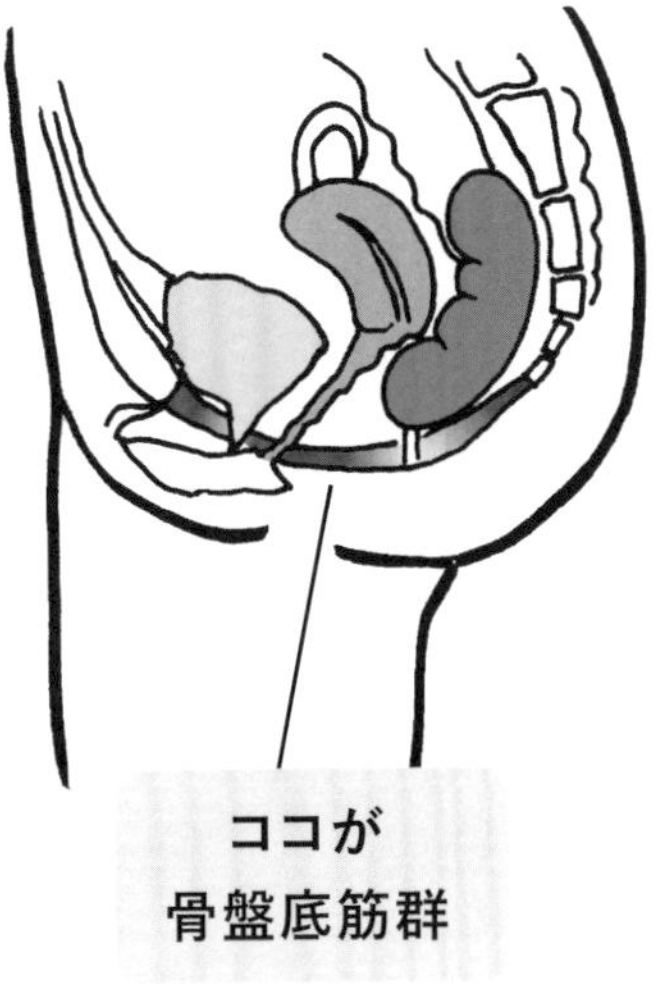

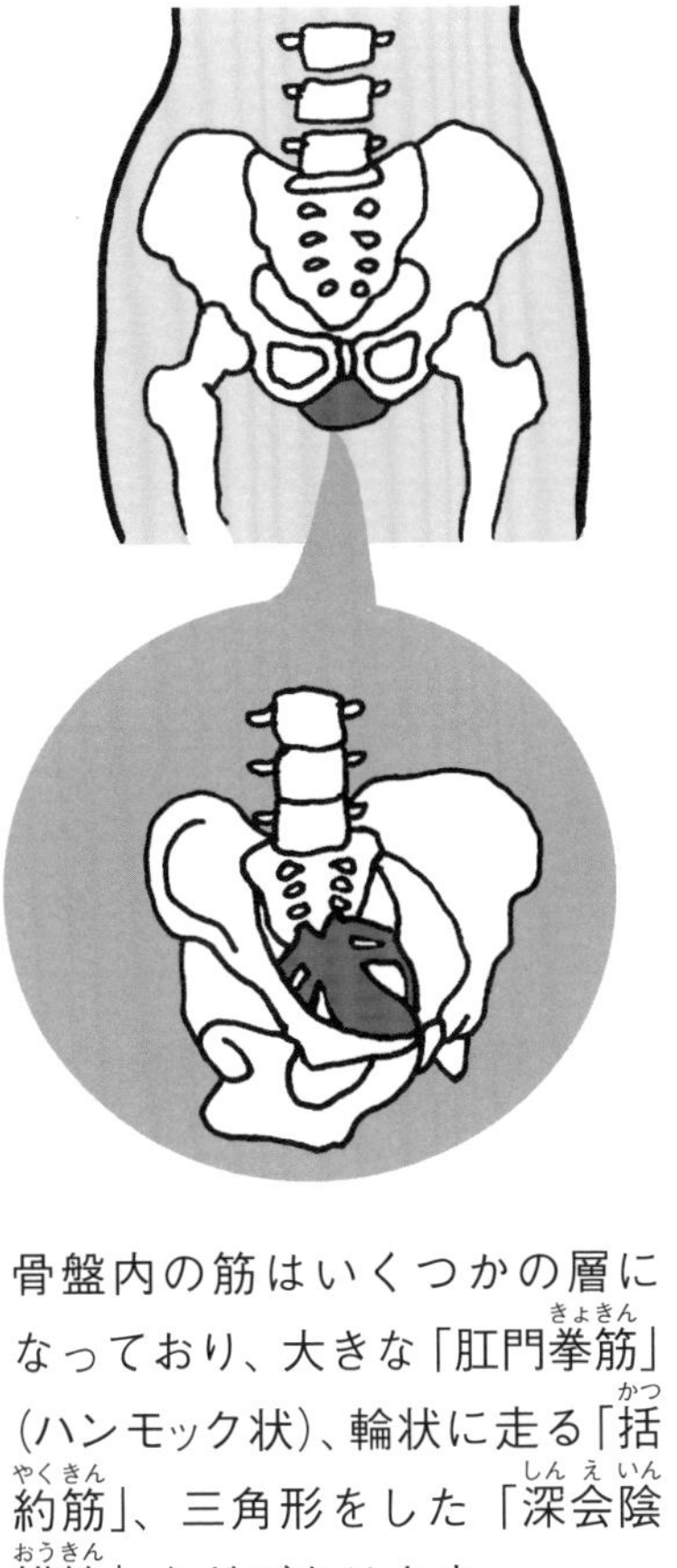

骨盤内の筋はいくつかの層になっており、大きな「肛門挙筋《きょきん》」(ハンモック状)、輪状に走る「括《かつ》約筋《やくきん》」、三角形をした「深会陰《しんえいん》横筋《おうきん》」などがあります。

Point

骨盤はゆがませない
骨盤底筋は劣化させない

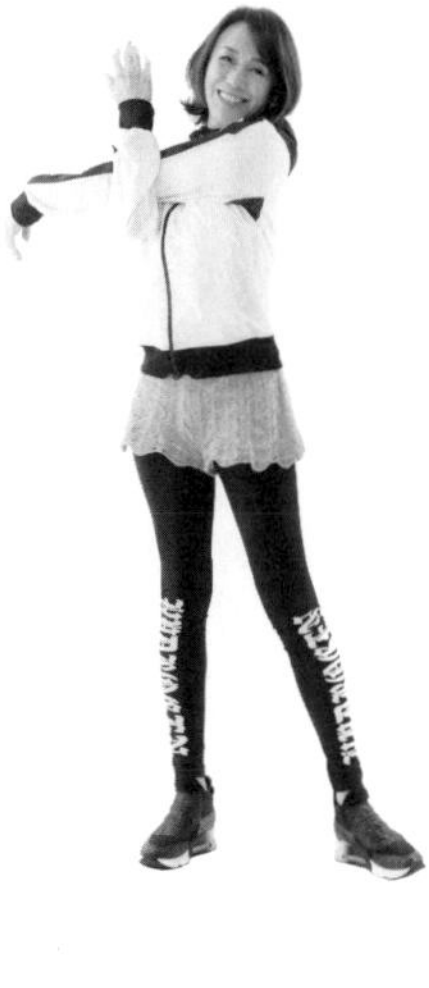

あなたの骨盤のゆがみをチェック！

50代のボディラインづくりに、体幹と骨盤まわりの筋力が必要不可欠だとわかったところで、質問です。

皆さんの骨盤は、ゆがんでいませんか？

本当は他人に見てもらったほうがいいのですが、ちょっと試してみてください。

まず、横になり、太ももの付け根からブラブラッとさせて脱力します。次に、両足のかかとをくっつけたら再び脱力し、そーっと首を上げて、自分の足先を確認してください。

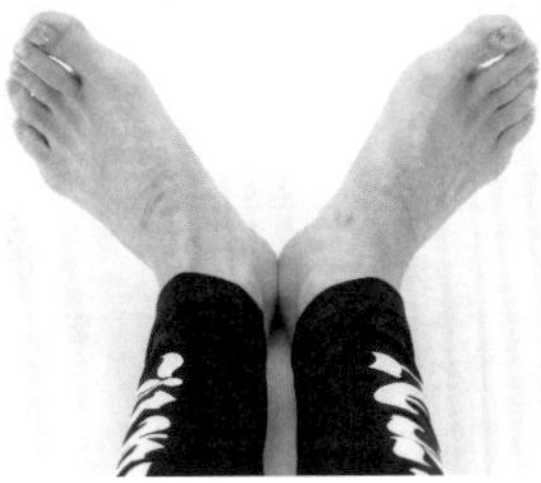

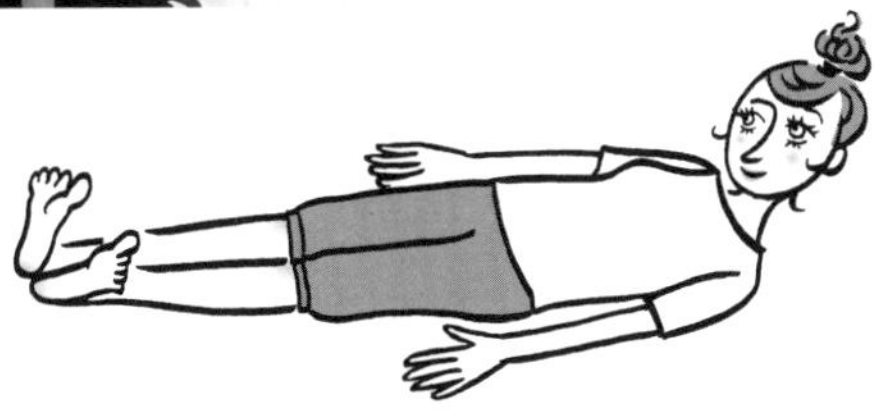

足先が写真のようにだいたい90度に左右均等に開いていれば、キレイな骨盤といえます。

右足だけが外側に開いていたり、その逆だったり、両足の長さが違っていたり、と個人差はいろいろですが、もし左右差があるようならば、骨盤がゆがんでいるといえるでしょう。これは**正しい筋肉を適切に使えていない、とっても残念な体**。50代が思うようになかなか痩せられない原因は、まさにここにあります。

ほかにも、骨盤がゆがんでいる可能性をチェックするヒントはこちらです。

□脚をよく組んで座る
↓骨盤がゆがんでいると、脚を組みたくなりがちです
□就寝時に真上を向いたまま寝られない
↓骨盤がゆがんでいると真上を向いて横になると違和感があります

無意識にしているなにげない動作の中に骨盤がゆがむ習慣は潜んでいます。
たとえば、こんなクセはありませんか？

□バッグを同じ側のほうにかけがちだ
□パソコンやテレビに向かうときが真正面ではない
□うつぶせで寝ることが多い
□電車を待つときなど、重心をどちらかの足にかけていることが多い

これらのクセが習慣化していると、重心が片側に偏ってかかる姿勢や、骨盤も左右どちらかに傾いた状態になります。筋肉はこの状態のまま体のバランスを安定させようと働くため、骨盤が傾いた状態が知らず知らずのうちにキープされてしまうのです。これが骨盤のゆがみにつながり、体形を崩すのです。

また、出産経験のある方は、出産で骨盤が開きやすくなっているところに、骨盤底筋群にも負荷がかかりゆるみが深刻化します。さらに、抱っこやおんぶなどで、無理な体の使い方をして、骨盤のゆがみを助長してしまった可能性も大いに

あります。

50代は、これまでの生活や習慣の積み重ねがすべて表面化してくる時期といっても過言ではありません。

さらに40代後半から更年期症状に悩む人も出てきますから、この年代特有の心身への影響は人生の中でも無視できません。

ぜひ、本書を手にとったこの機会に、ご自身の体と向き合っていただきたいと思います。

Point

生活や習慣、クセを見直してみよう

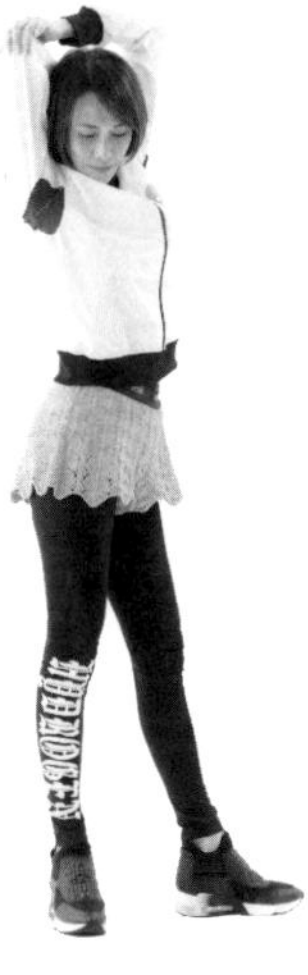

骨盤を整え、骨盤を立てる

大きく分けて、骨盤には3つのタイプがあります。地面に対して垂直に立っている正常なタイプと、後ろに傾いた後傾タイプ、前に傾いた前傾タイプです。

この後傾タイプと前傾タイプが、大きく分けて2つの〝骨盤のゆがみ〟タイプです。

ひとつは骨盤が後ろに傾いた**骨盤後傾タイプ**。日本人に多いのはこちらです。お尻や腹筋、太ももの前側の筋肉があまり使われず、猫背で頭が体の前に出て、あごがやや上がった姿勢をとることが多くなります。幅が広くて平らなお尻の人は、こちらにあてはまります。

もうひとつは**骨盤前傾タイプ**で、背中を反ってお尻を突き出した、いわゆる〝反《そ》り腰〟です。欧米人に多いタイプですが、大腰筋《だいようきん》の細い日本人が骨盤前傾になると、反り腰の姿勢を支えきれずにアンバランスな筋肉の使われ方になりがち。

おなかやお尻の筋肉、太ももの後ろ側の筋肉がゆるんだ状態でいることが多くなる結果、慢性的な腰痛に悩まされることがあります。

そのほかに、左右で高さが異なるために肩の高さや脚の長さが違ったり、片側が骨盤後傾でもう片方が骨盤前傾の場合など、左右非対称の骨盤も見られます。骨盤の個性といえばそうなのですが、どれをとっても美しい姿勢とはいえませんね。

骨盤にとっていちばん良いのは、まっすぐに立ったニュートラルな状態です。骨盤が正しい位置にあれば、姿勢が整って腹筋や背筋をしっかり使えるようになり、体全体の動きが良くなります。

骨盤を立てるには、**骨盤を支えるまわりのインナーマッスル（大腰筋《だいようきん》、腸骨筋《ちょうこつきん》、骨盤底筋群など）を鍛えることが必要不可欠**。産後に17キロ減らしても体形が戻らなかった私が、いまの体になったのも、これらの筋肉を鍛えたからです。

大腰筋と腸骨筋は、二つ合わせて腸腰筋《ちょうようきん》とも呼ばれ、脚をしっかり上げて大きな歩幅で歩くときなどによく使われる筋肉ですから、ダラダラ歩きが習慣になっているとほとんど使われず、衰えてしまいます。

もう一つのインナーマッスルである骨盤底筋群も含め、アンチエイジング・インスパはこれらのインナーマッスルを、ピンポイントで狙い撃ち。最短期間&最大効率で体は大変化をとげますから、ボディラインはみるみる若返っていくことでしょう。

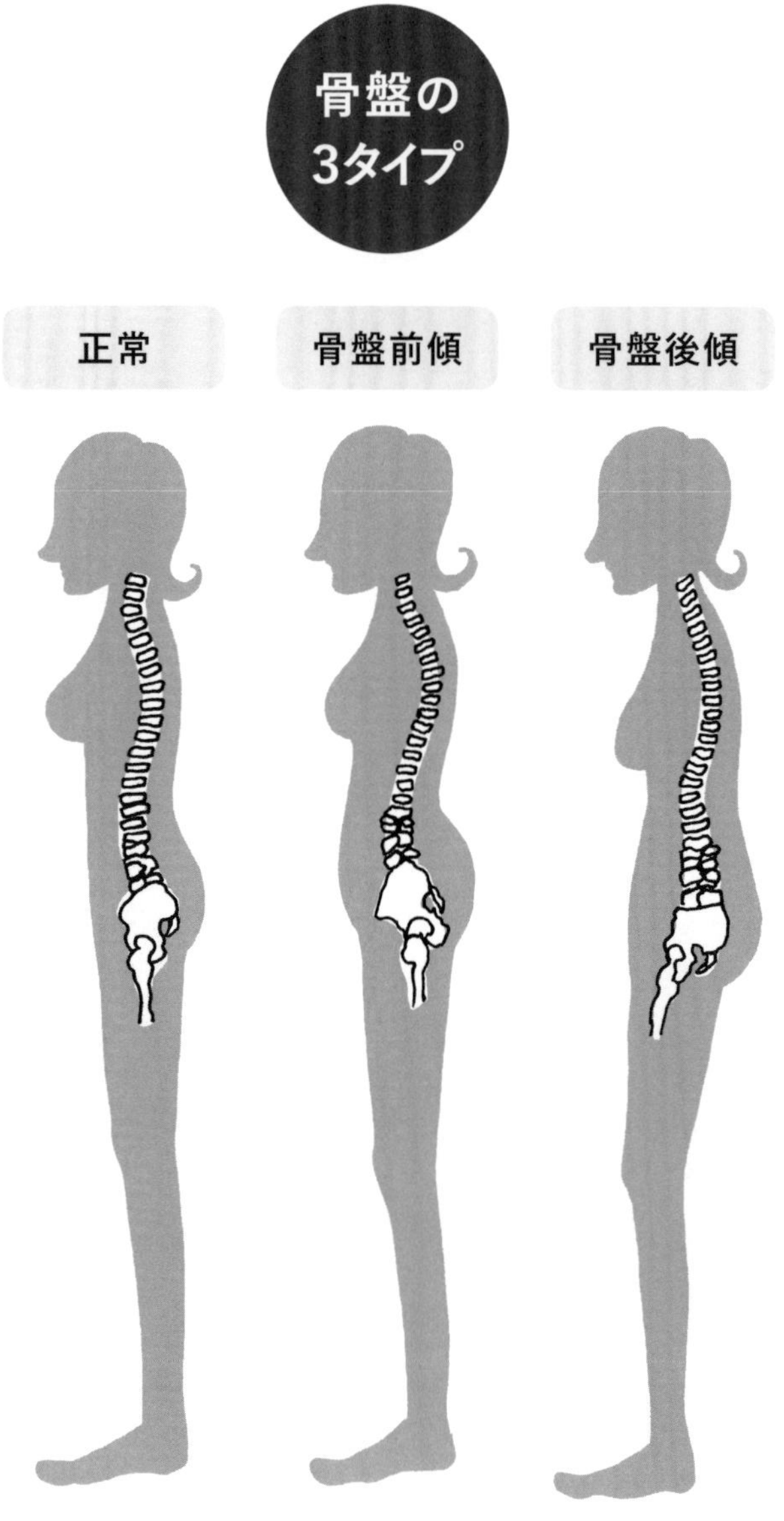

Point

骨盤を立てるための筋肉が重要

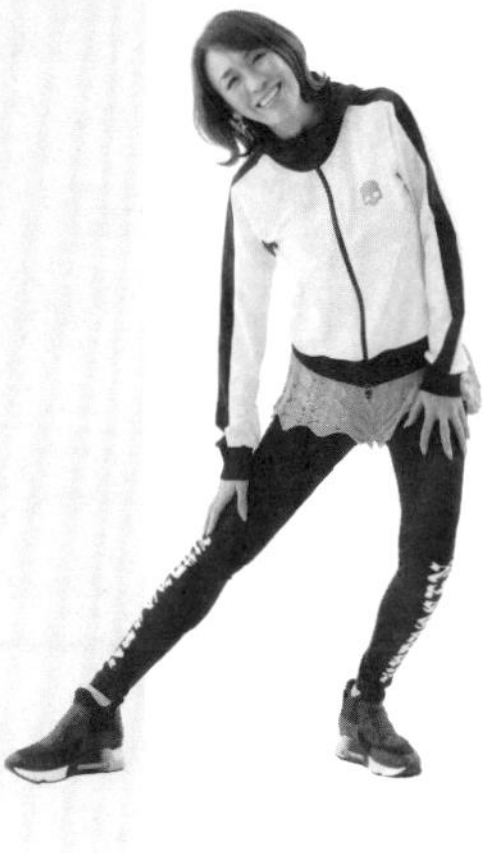

若返る秘密❶

背すじが伸びて姿勢が良くなる

アンチエイジング・インスパは骨盤のゆがみを整える、たった2種類のエクササイズです。ここでは、なぜそれだけのことで簡単に痩せられるのか、その秘密を明かします！

はじめに、以前お仕事でご一緒した50代のタレントさんについてお話ししましょう。

20代の頃に大人気アイドルだったその方は、今でもとても華奢《きゃしゃ》なほっそりとしたプロポーションを保っていました。お手入れが行き届いた肌にメイクが映えて、「さすがだな」と感心していましたが、彼女が立ち上がり、歩いている姿を見て驚いてしまいました。

しぐさがとてもオバサンっぽかったのです。

私はすぐにピンときました。そんな印象を人に与えてしまった原因は、ズバリ立ったときの彼女の姿勢です。

背中が丸まって肩が前に入った姿勢は、人を老けさせて見せます。背すじの伸びたシニア世代の方々が若々しく見えるのも、姿勢がポイントなんです。

そして、姿勢の良さを決定づけるのは、なんといっても背骨とつながった骨盤と、それを支える下半身の筋肉です。骨盤は体の土台。**骨盤が整っているかどうかで、イケてる50代を過ごせるかどうかが決まる**といってもよいくらいです。


では、あなたの骨盤はイケてる50代を過ごせる骨盤でしょうか？

日本人に多い後傾タイプを例にとってみましょう。立つときに、恥骨を少し前に突き出して、下腹が前に出るように立つ方がいらっしゃるのですが、イメージできますか。この姿勢では太ももの横側とふくらはぎで体を支えています。体幹と骨盤周りのだいじな筋肉は、ほとんど使われていないのです。

動いて筋組織を伸び縮みさせることで筋力と筋肉のしなやかさは保たれますが、あまり動かさずにいるのが習慣になってしまうと、体はその筋肉を使おうとしなくなってしまいます。

骨盤を支える筋肉の多くは「インナーマッスル」と呼ばれる、外からは見えない種類の筋肉なのでなかなか実感できませんが、見た目に姿勢が良くなければ、筋力は衰えて骨盤もゆがんでいる可能性大。

アンチエイジング・インスパで骨盤をまっすぐに立ててあげれば、胸は上がって肩は後ろに引かれ、背すじはピンとまっすぐに。たるんだおなかも引きあがって、全体的にスラリと引き締まって見えるようになります。

Point

骨盤を立てると、見た目が老けない

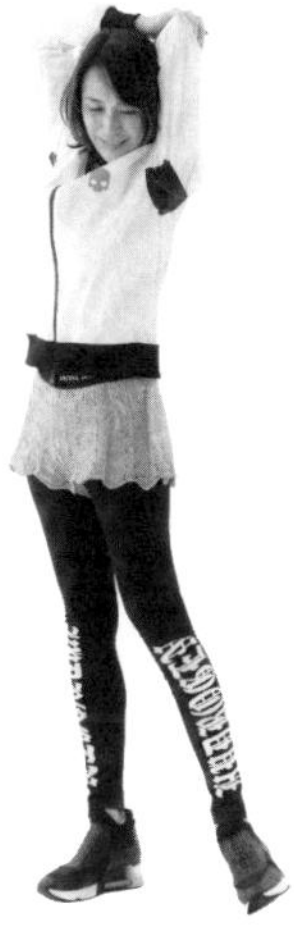

若返る秘密❷
たるんだ下半身がサイズダウンする

あなたが今の体でいちばん不満なところはどこですか？

体重の増加もさることながら、20代の頃とくらべて体のラインにメリハリがなくなったことが気になるという方、多いのではないでしょうか？

実際に私のレッスンにいらっしゃる生徒さんから聞こえてくる**50代の体形の悩みも、下半身がぼってりして全身のボディバランスが崩れるということがダントツに多いです（特に下腹）**。

体重を減らしてもお肉の落ちるのは胸もとばかりで、体形はアンバランスになるいっぽう。ガードルをつけてものっかるぜい肉、ショーツからはみ出してたれてしまうお尻のお肉、体重が減っても一向に細くならない太ももやふくらはぎ…。

同じ「太る」でも、ついこの前までとはお肉のつき方が確実に変わってきているはずです。

下半身デブの作られ方

骨盤が後傾

↓

大転子が出る

↓

大転子の骨の周りに脂肪がつき、お尻が横広になってたれる。四角いお尻になる

↓

血流が悪くなり、下半身がむくみ冷える

↓

さらに、脂肪がつきやすくなる

↓

下半身デブの出来上がり!

たとえば、後傾していると元々の自分の脂肪以上にお肉が前にせり出すので、お肉がガードルの上にのっかったりしてしまうのです。

いってしまえば、これは誰にでも訪れる自然現象ですが、人生100年時代の今、これをそのまま受け入れるにはアラフィフはまだ早すぎます！

こういった、体重を減らしてもサイズダウンしない下半身太りには、**太ももと脚の付け根の間にある『大転子』という骨が関係しています。**骨盤のいちばん飛び出たところから少し下に下がったところにある骨で、本来はそれほど表には出てこない骨ですが、骨盤が後傾してくると必ずといっていいほど外に張り出してきます。

日本人は膝を曲げて地べたにペタンと座ったり、横座りしたりということもあって、膝が内側に入りがち。すると大転子が

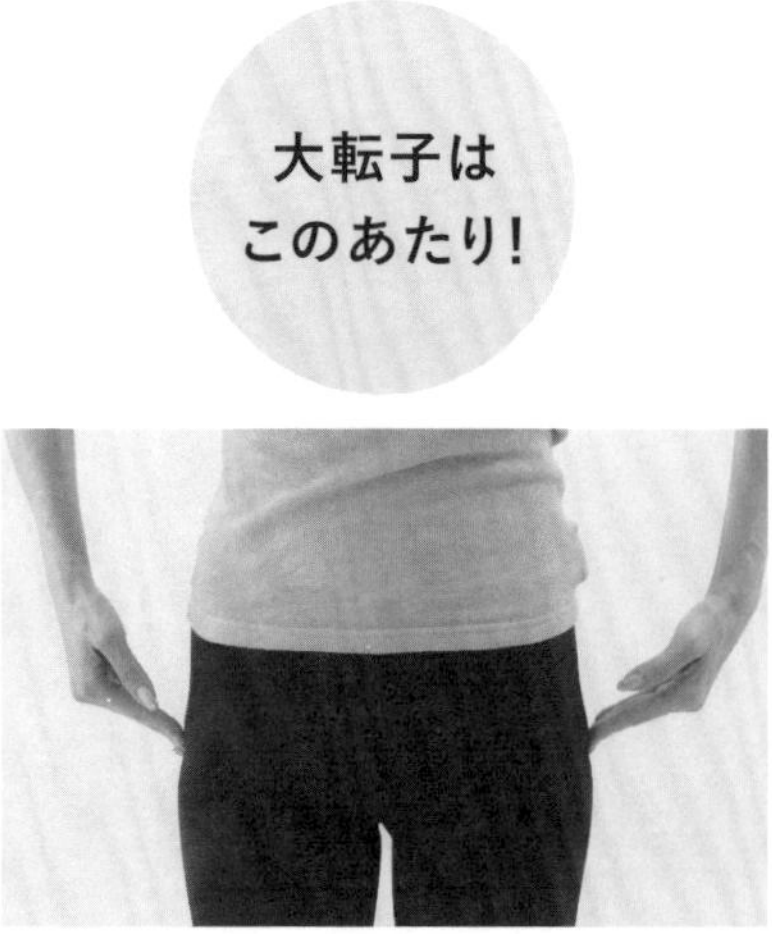

出てきてしまうのです。これが日本人に脚の形が悪くなったり、下半身デブが多かったりする理由です。

写真を見てください。大転子は手で触って出ているあたり。足の指先を内側外側と動かしたときに、動く骨です。ためしに自分の大転子を触ってみてください。グリグリとした骨が感じられたら、大転子が張り出しているということです。よくわからなかったら出ていない、ということですが、太っていると、お肉に埋もれて大転子が触れないこともあるので要注意です。

ダイエット情報に詳しい方なら、〝股関節ゆらし〟やストレッチで大転子が正しい位置に戻るという話を聞いたことがあるかもしれません。運動不足で動きの悪くなった股関節の筋肉をほぐして動きやすくするという意味では、これらのエクササイズも効果はあるといえます。

でも、私はこれだけでは不十分だと考えています。なぜなら、**骨盤をしっかりと立てて正しい位置で支えられる体にならなければ、絶対に下半身のサイズダウンは望めない**からです。

アンチエイジング・インスパで骨盤を整えると、股関節まわりの筋肉の正しい動かし方を体が覚えて、普段からしっかり使えるようになります。すると、筋力低下で張り出した大転子もおのずと正しい位置に。アンチエイジング・インスパは50代が短期間で確実にボディラインを整える早道なのです。

「筋肉は何歳から始めても、機能を適度に使うと発達し、過度に使うと障害を起こす」という、ドイツ人の解剖学者ヴィルヘルム・ルーの唱えた法則があります。アラフィフの今からでも、若い頃のメリハリのあるボディラインを取り戻すことは、夢のまた夢ではないのです。

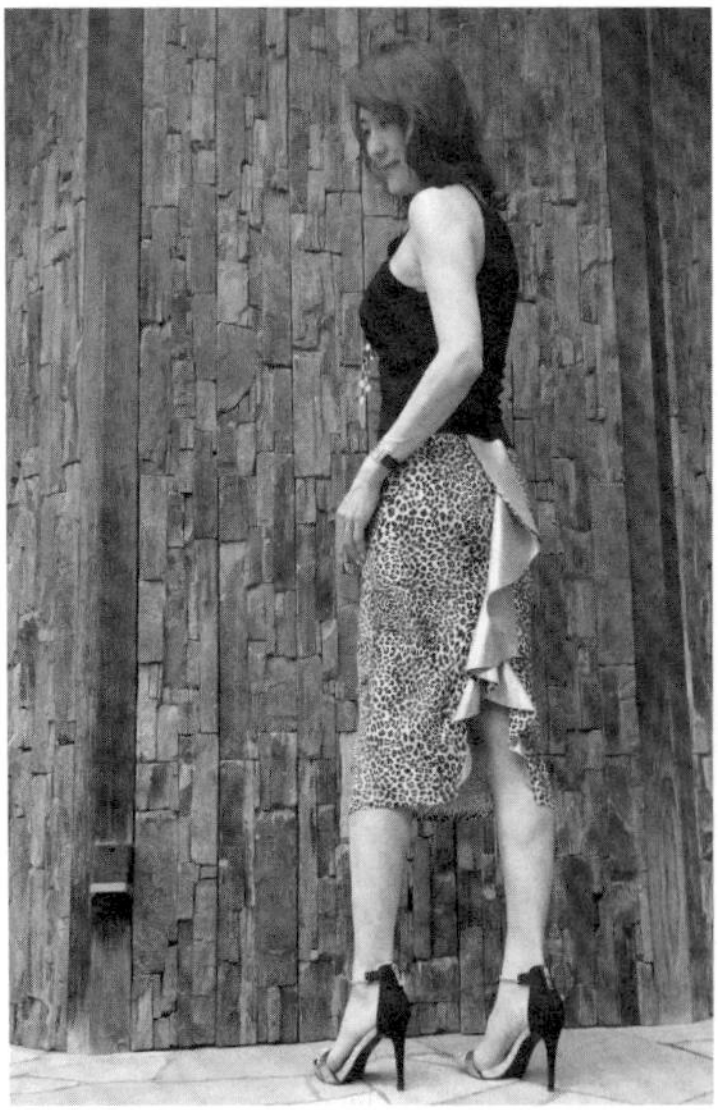

Point

下半身デブのツボ「大転子」は張り出させない

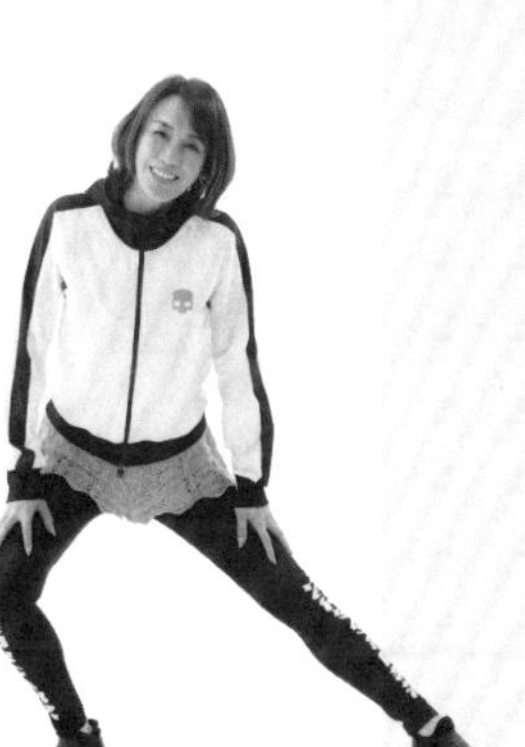

若返る秘密❸

消費エネルギーが増える

体組成計に乗ると、〝基礎代謝〟という表示が出てきますよね。

基礎代謝とは、体温を調節したり内臓を動かしたりするために使われるエネルギーのこと。体が急激に発育する10代半ばから後半がピークで、その後は年齢とともに下がっていきます。ちなみに50代女性の基礎代謝は約1100キロカロリーで、20歳前後の女性の約9割。数字にして約100キロカロリーの差になります。ですから、**20歳の頃と同じように食べて生活していたら、単純計算で毎日100キロカロリー分の余分なエネルギーが、脂肪として体についていく**ことになります。

100キロカロリーを運動に換算すると、ウォーキングで約45分、軽めのジョギングで約20分。これをこの先、一生、毎日続けないと太ると考えたら、気が遠くなりそうですが、私にいわせれば、100キロカロリーを消費するのにハード

基礎代謝は落ちていく一方です

筋肉量の低下により、
基礎代謝も低下する

女性	基礎代謝基準値（kcal/kg/日）	基準体重（kg）	基礎代謝量（kcal/日）
18~29歳	23.6	50.0	**1180**
30~49歳	21.7	52.7	**1140**
50~69歳	20.7	53.2	**1100**

※食事摂取基準2005年度版による年代別基礎代謝基準値。
厚生労働省「加齢とエネルギー代謝」（e-ヘルスネット）より

な運動なんてまったく必要ありません。

苦しい思いをせず、ずっと簡単に基礎代謝をアップさせる良い方法があるんです。

それが、アンチエイジング・インスパで下半身の筋肉を鍛えること。

基礎代謝は一日の消費エネルギーの約7割を占め、その約4割は全身の筋肉で消費されます。ですから、**筋肉を鍛えて量を増やすことは、基礎代謝を上げるもっとも効率の良い方法といえるのです。**

全身の筋肉の約7割は下半身に集中していますから、下半身を鍛えさえすれば基礎代謝は上がり、普通に生活しているだけで今よりエネルギーを消費できる体になれるのです。

アンチエイジング・インスパは骨盤まわりの筋肉を鍛えて骨盤を正しい位置に戻すエクササイズであるとご紹介しましたが、骨盤が整って姿勢が良くなると、その姿勢を保つために腹筋や背筋、肩まわりの筋肉など、これまであまり使われていなかった筋肉を総動員して生活するようになります。骨盤がゆがんでいた頃と違うのは、良い姿勢で過ごすほうがずっとラクになること。これこそがアンチエイジング・インスパの若返りの秘密なのです。

良い姿勢のほうがラクになると、全身のあちこちの筋肉をまんべんなく動かしながら起きている時間を過ごすことになります。その結果、消費エネルギーはグンとアップ。知らず知らずのうちにエネルギーを使っていくので、これまで通りに食べていても、今より太ることはありません。また、歩いたり仕事や家事をしたり、といった普段の動作も、怠けていた筋肉を動かしながらになりますから、日常生活が全部エクササイズになるようなもの。ボディラインもどんどんスッキリしていくのです。

Point

筋肉を鍛えることで基礎代謝を取り戻す

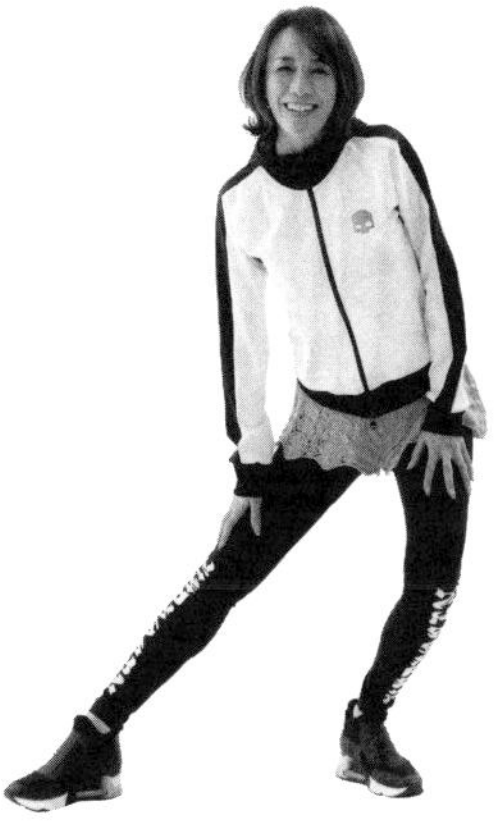

アンチエイジング・インスパのミラクルなおまけ ❶

更年期をスムーズに乗り切れる

アラフィフの最大の関心事のひとつが更年期です。人それぞれ程度の差はあるとはいえ、若いときには考えもしなかったようなさまざまな不調が出てくるもの。誰もが通る体の曲がり角も、アンチエイジング・インスパが上手に乗り切る助けになります。

骨盤が開いたり閉じたりする動きは、女性の体をコントロールする中心となるものです。なぜなら、子宮や卵巣といった女性ホルモンのバランスに関係する生殖器が骨盤の中にあるから。**骨盤の状態が体に与える影響はとても大きいのです。**

更年期にさしかかると、骨盤は閉経に向けて開いていこうとします。ホットフラッシュや気分の落ち込みなど、更年期特有のツライ症状は、このプロセスが途中でつっかえることで起こること。原因のひとつが骨盤のゆがみです。

アンチエイジング・インスパで骨盤を正しい位置に立ててあげると、自律神経も整い、滞っていた巡りが良くなり、骨盤の動きも自然なリズムに沿ってなめらかになります。

インスパイリング・エクササイズのレッスンには、60代以上の方もいらっしゃいますが、若い頃から骨盤ケアをずっと続けてきた成果なのか、皆さん一様にとても元気。更年期もあまりツライ症状を経験せずに過ごしてきたようです。

このようにアンチエイジング・インスパは、体形を整えるばかりでなく、更年期特有の症状にも効果的なのです。

まとめ 下半身の筋肉を鍛えると全身にこんな好影響が！

- **大腰筋が整うから、骨盤が立つ→**姿勢がよくなる
- **骨盤底筋が復活するから、内臓も上に上がる**
  →下腹ぽっこりも解消
- **股関節まわりが柔軟になるから、大転子が適正な位置に収まる**
  →ボテっとした腰まわりがキュッとする
- **骨盤が整うから、**
  →ボディラインがキレイになる
  下半身がサイズダウンする/スッキリする
  姿勢が良くなり若々しく見える
  疲れなくなる

下半身には全身の7割の筋肉があるため、
下半身の筋力をつけることで基礎代謝も上がって痩せやすくなる上、
ボディラインもキレイになるのです。

1章でご紹介した2大エクササイズのほか、
3章では、50代にオススメのエクササイズと
悩み別に対応したエクササイズをお教えします！

第3章

アンチエイジ・インスパ 実践編

回数よりも「ゆっくり」。自分のペースでOK

アンチエイジング・インスパはここがすごい！

長い時間をとられたり、ハードでつらすぎたりすると長続きしませんよね。

アンチエイジング・インスパなら、めんどうなことや難しいことはいっさい抜き。

これまで通りのリズムで過ごしながら、無理なく生活に組み込んでいくことができます。気になるところをみるみるサイズダウンして、理想の体形を手に入れることが！

注意点はたった1つ。「ゆっくり丁寧に」。回数にこだわるより、1つずつ〝丁寧に〟行ってください。

❶ エクササイズが少ない

ポッコリおなかに垂れたお尻、背中のハミ肉…と、気になるパーツがたくさんあるアラフィフ世代。パーツ別にエクササイズがあっては、覚えられない、時間もない！

骨盤まわりだけを集中的に鍛えるアンチエイジング・インスパなら、基本はたった2つのエクササイズで完了。これに50代にオススメの3章の❶〜❸まで全部やっても5〜6分で終わるので、いつでもすぐに始められ、三日坊主に終わることもありません。

❷ 回数が少なくても効果バツグン

「1セット10回×3セット」なんて言われたら、聞いただけで量の多さに気持ちが萎えてしまうもの。回数の多くて時間がかかるエクササイズは、なかなか続くものではありません。

その点、アンチエイジング・インスパは1エクササイズがわずか5～10回。毎日これだけで正しい姿勢を覚えて、骨盤をまっすぐに立てられる体に生まれ変わります。できないときは、回数を減らしてOK。

❸ 家事のついでにやってもOK

わざわざエクササイズの時間を割く必要はありません！　思い立った時がいつでもインスパ・タイム。本書のエクササイズ全部をまとめてやっても良し、仕事や家事のすき間時間を利用して一つずつやっても効果に変わりはありません。

❹ 全部立ったままできる

着替えたり、わざわざマットを敷いたりといった準備が必要だと、それだけでおっくうに感じてしまう場合もあります。普段着のままササッと取り組めるというのも、エクササイズをムリなく続けるためのはずせないポイント。

ここで紹介したアンチエイジング・インスパはすべて、立ったまま、どんな服装でもできるのがウリ。どんなに忙しくても、不規則な生活の人でも、無理なく取り組むことができます。

基本のおさらい

P38～P41で紹介した最強のエクササイズ❶「ペットボトルつぶし」と❷「バレリーナ・スクワット」がアンチエイジ・インスパのベーシック編です。

とにかく、この2つを習慣にしていただければと思います。

よく「エクササイズはいつやるのがいいですか?」と聞かれることがありますが、自分が習慣にしやすければ、いつでもいいと思います。

でも、あえて、と聞かれたら、私は朝をオススメしています。というのも、「あとで…」と思うと、人はどうしても自分に甘くなってしまうから。朝の元気なうちに、今日やることを済ませてしまう。そのほうが習慣になりやすいように感じています。

おさらいです

くわしくはP38～P41を見て下さいね。

ペットボトルつぶし

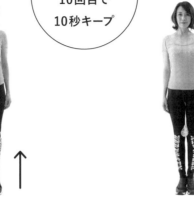

1 両膝の少し上に
ペットボトルをはさむ

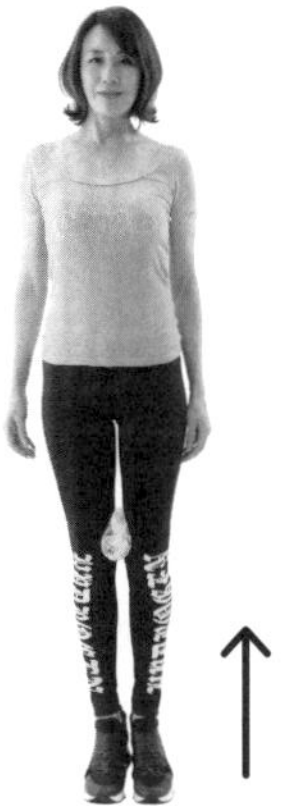

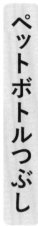

2 かかとを上げて、
お尻をキュッとしめる

1〜2をくり返して
10回目で
10秒キープ

バレリーナ・スクワット

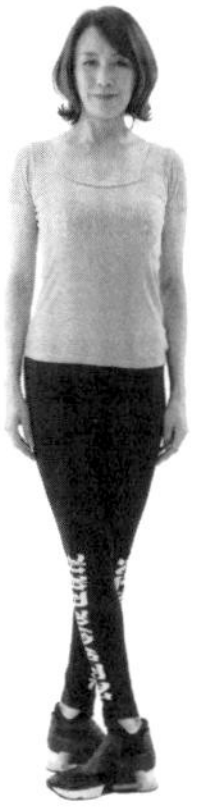

1 片方のつま先とかかとが
平行になるように立つ

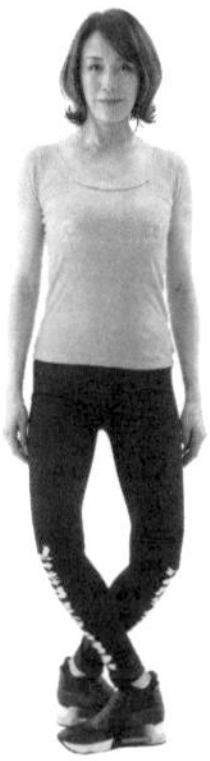

2 お尻をまっすぐ
下におろし、元に戻る

5回屈伸して
5回目で
5秒キープ

最強プラスのエクササイズ
アドバンスト・インスパ

ベーシック編のエクササイズに慣れたら、
アドバンスト・インスパを加えてみてください。
特に、「足指歩き」「股関節まわし」「骨盤底筋トレーニング」は、
50代の筋力低下に効果的です。健康にも関わってくるので是非。
また、下腹やお尻など、ボディラインをキレイにするための
お悩み別エクササイズもご紹介します。
一つ約1分の超簡単なエクササイズで
気になるお尻や太もも、ふくらはぎまで
ストンとサイズダウン、目に見える引き締め効果が！

本章で出てくるエクササイズ

アドバンスト・インスパ ❶

足指歩き

足の指の筋肉は、じつはふくらはぎから太ももまで脚全体につながっています。普段、意識して使うことはありませんが、弱ると脚全体の筋肉に影響を及ぼすことも。この運動で足底筋を意識するようになると、股関節から脚全体を使ってスムーズに歩けるようになり、骨盤底筋も引き締まります。

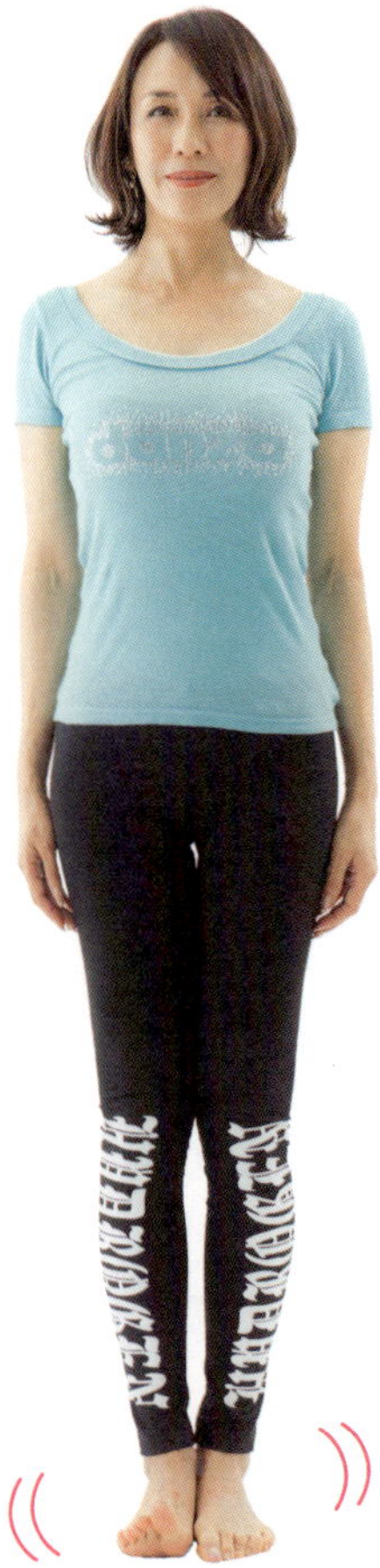

足の指だけで30cmほど歩く

素足で足の指をしっかり広げ、体重を両足に均等にかけて立つ。お尻をキュッとしめて片足の指をくの字に曲げ、地面をつかむような感覚で前に進む。もう一方の足も同様に、30㎝くらい進む。

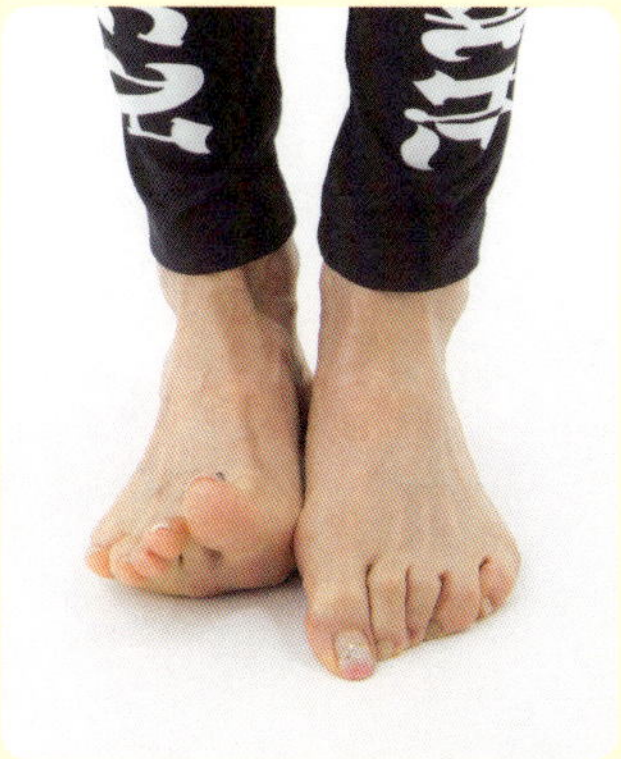

ポイント

指の動きはこんな感じ。慣れないうちはなかなか難しいので、1歩1歩ゆっくりやると良い

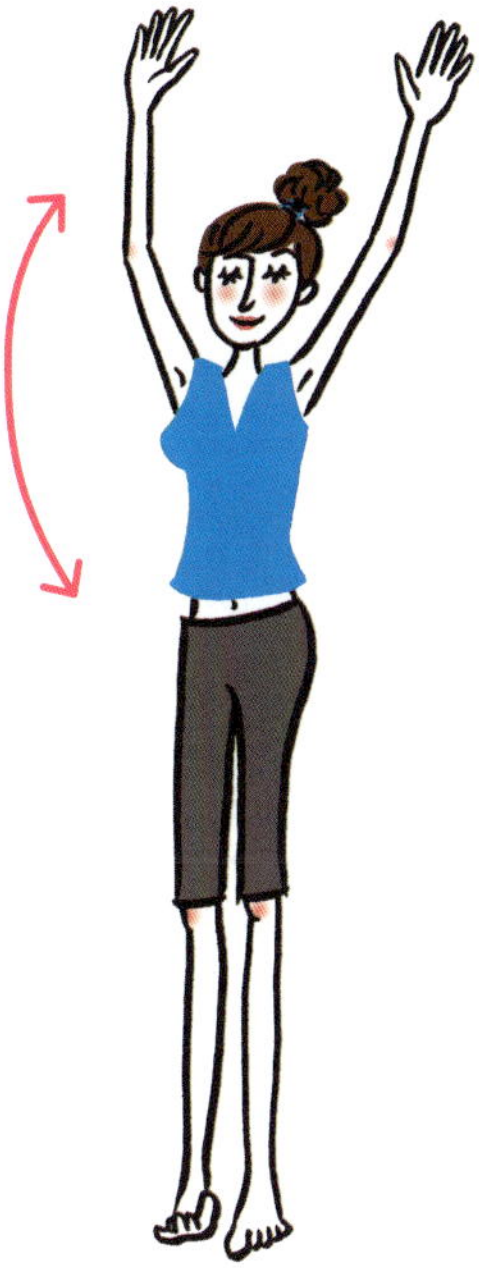

慣れてきたら、腕も上下にふりながら動かすプレミアム・バージョンで

朝ふとんから出たときにやるのがおすすめ。腕をまっすぐ上に上げると、背骨をまっすぐにして胸を引き上げた理想的な姿勢での足指歩きになる。手をグーパーグーパーしたり、順番に指を折り曲げたりする動きもプラスすれば、血液や気の流れも良くなり、起きぬけの寝ぼけた頭もスッキリ。

アドバンスト・インスパ 2

股関節まわし

股関節は年と共にかたくなってきます。特に地面からの衝撃と自分の上半身を支えている要の部分なので負担も大きいのです。かたくなると可動域が狭くなり、骨盤のゆがみにも足の運びにも関係してくるので、柔軟であることが一生自分の足で歩くためにも、そして骨盤をゆがませないためにも重要。

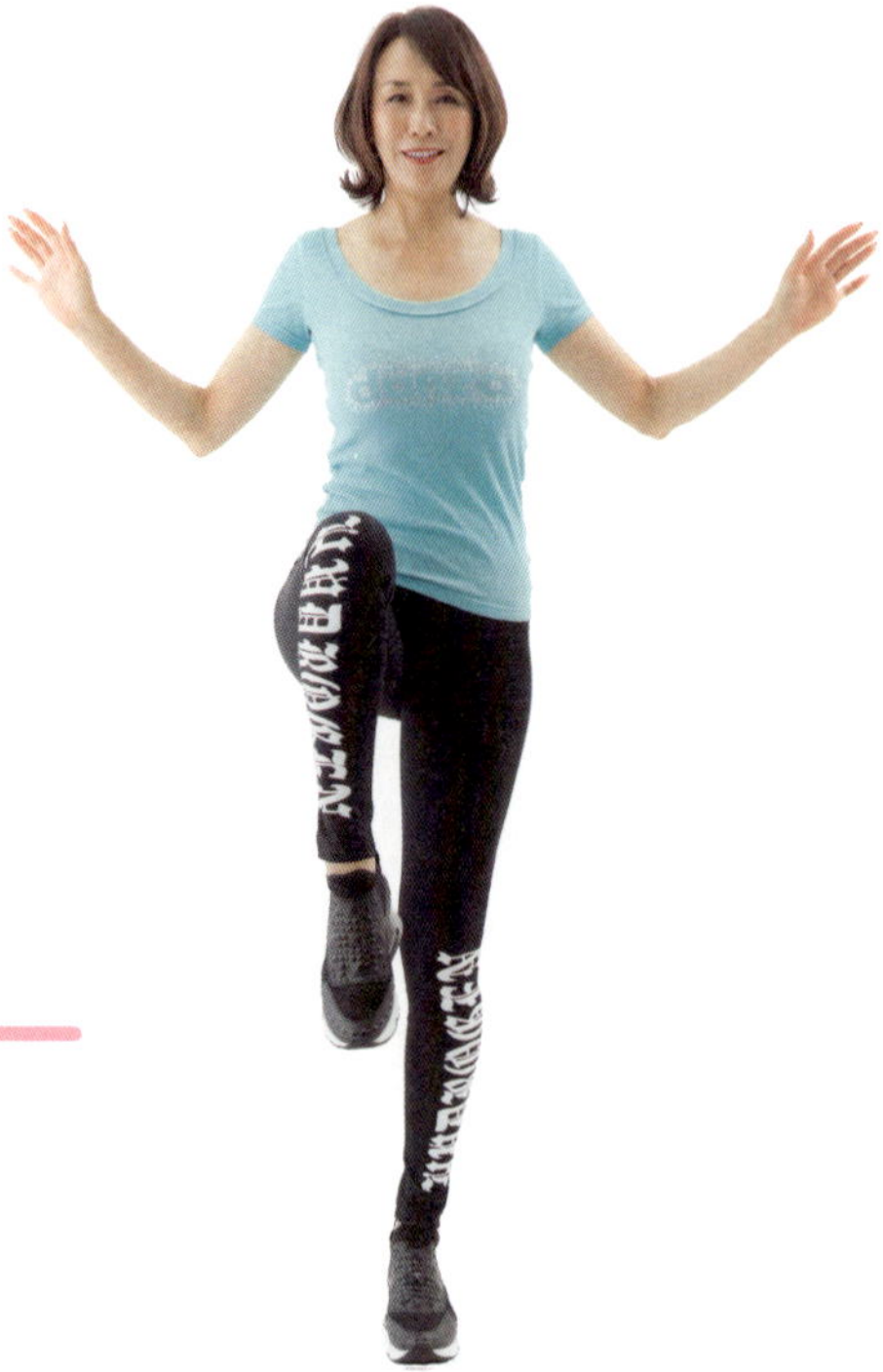

片足ずつ、前に5回、後ろに5回、まわす

右足を前まわし5回したら、左足の前まわし5回。次に右足の後ろまわし5回と、左足の後ろまわし5回。

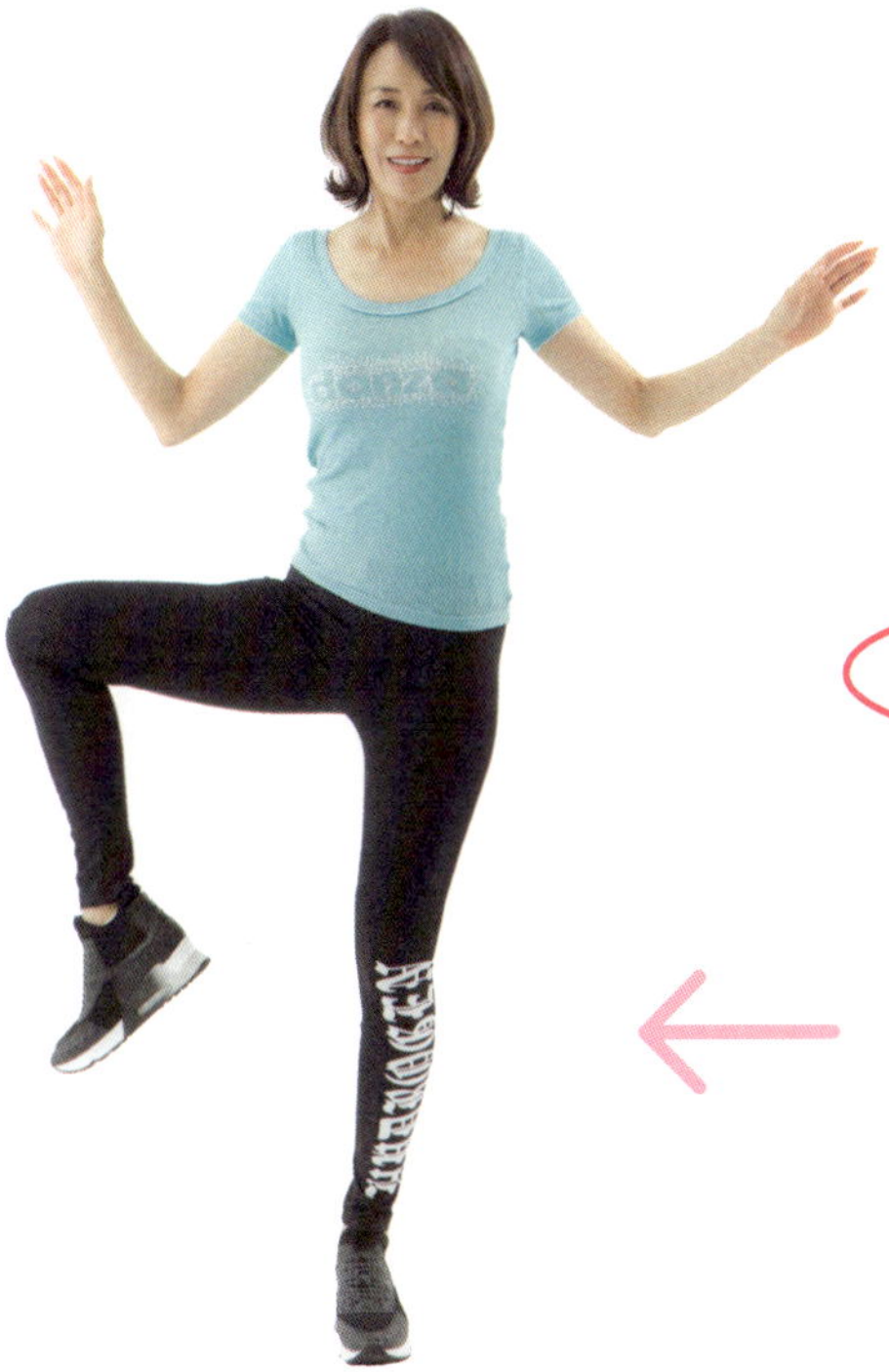

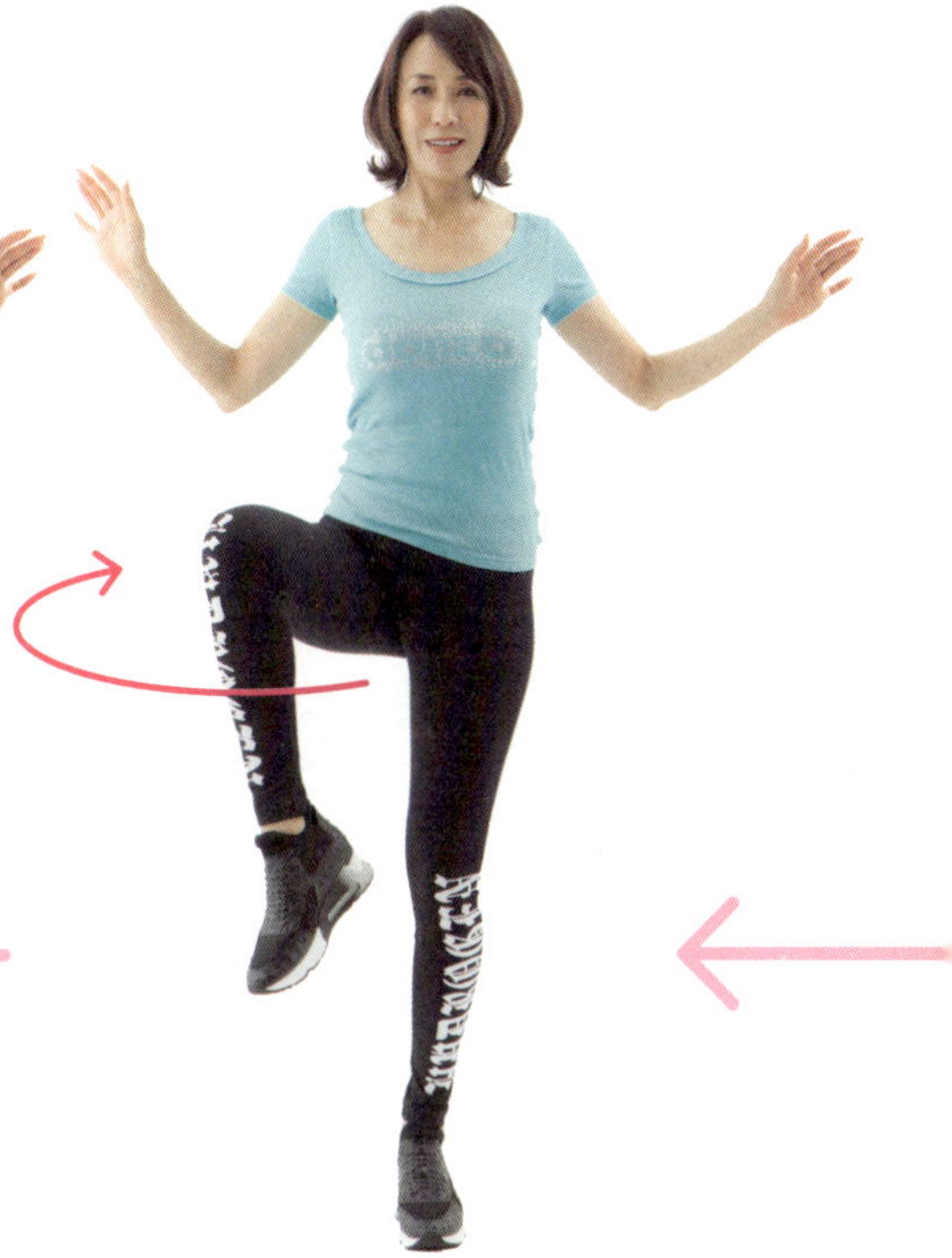

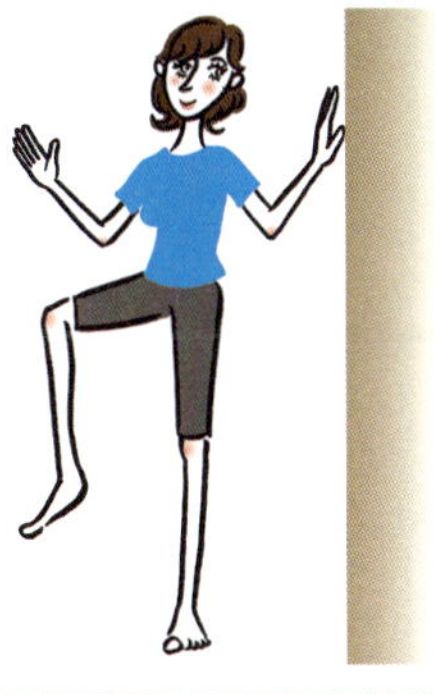

注意点として

片足で立つとフラつく人は筋肉不足。慣れるまで、片手を壁などについて支えにしてもOK！

アドバンスト・インスパ③
骨盤底筋トレーニング

毎日やっていれば2～3週間もすれば骨盤底筋はしまってきます。かなりひどい人は1か月くらい頑張って！

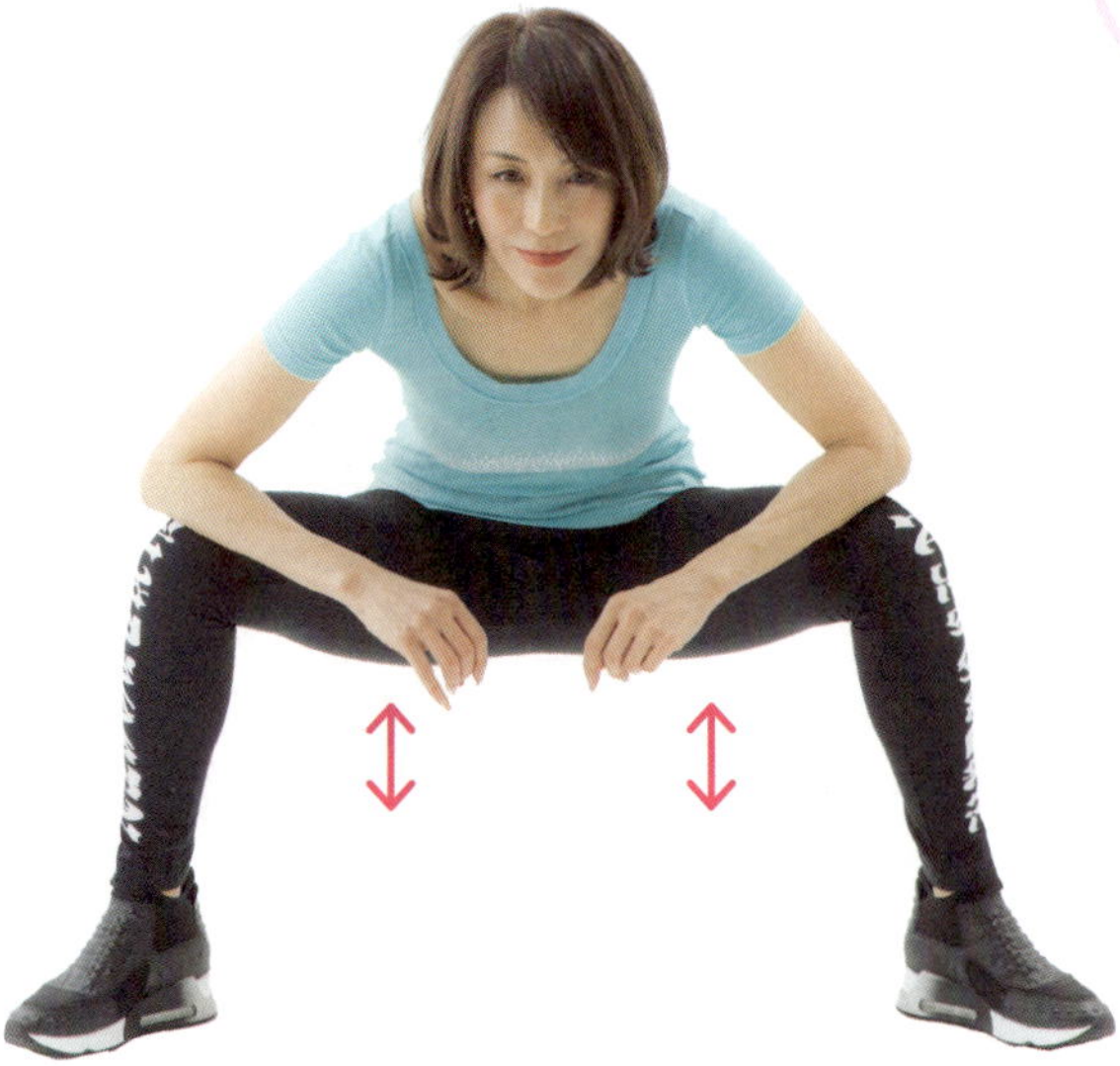

足を開いてしゃがみ、腰を軽く上下させる

足を開いて、腰をおろす。地面と平行になるように。
1～2㎝ほど腰を上下させる。
5～8回。

オマケの
トレーニング

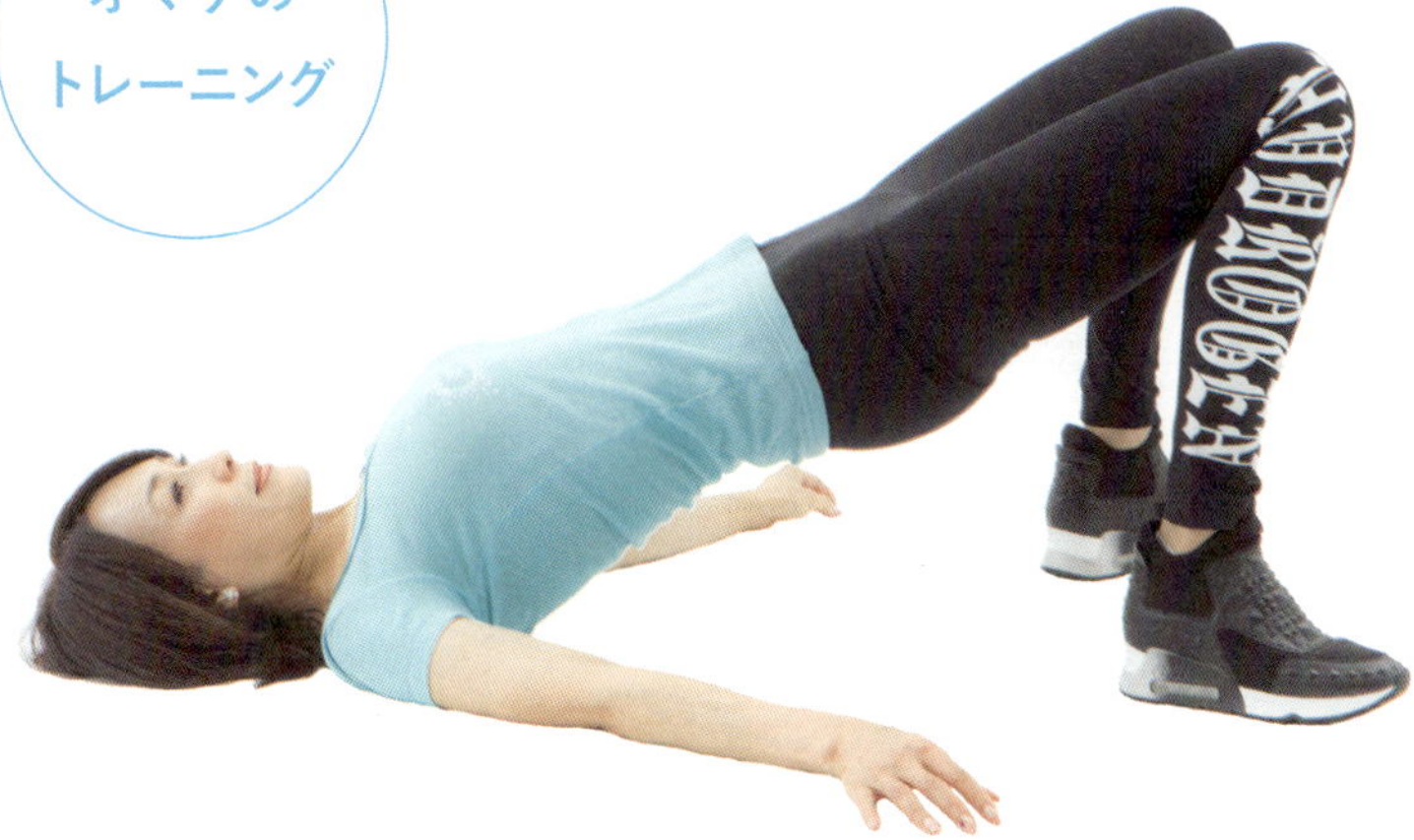

横になった状態から、腰を上げる

右の動きがキツイ人は、寝る前などでもいいので、横になって腰を上げる。
５秒キープ。
５～10回。底筋のゆるみが気になる人は10回を目指して。

アドバンスト・インスパ 4

下腹スッキリの地味トレ

立ったままでも腹筋を鍛えることは可能です。動きは地味ですが、けっこう効きます！下腹が出てきたら是非。

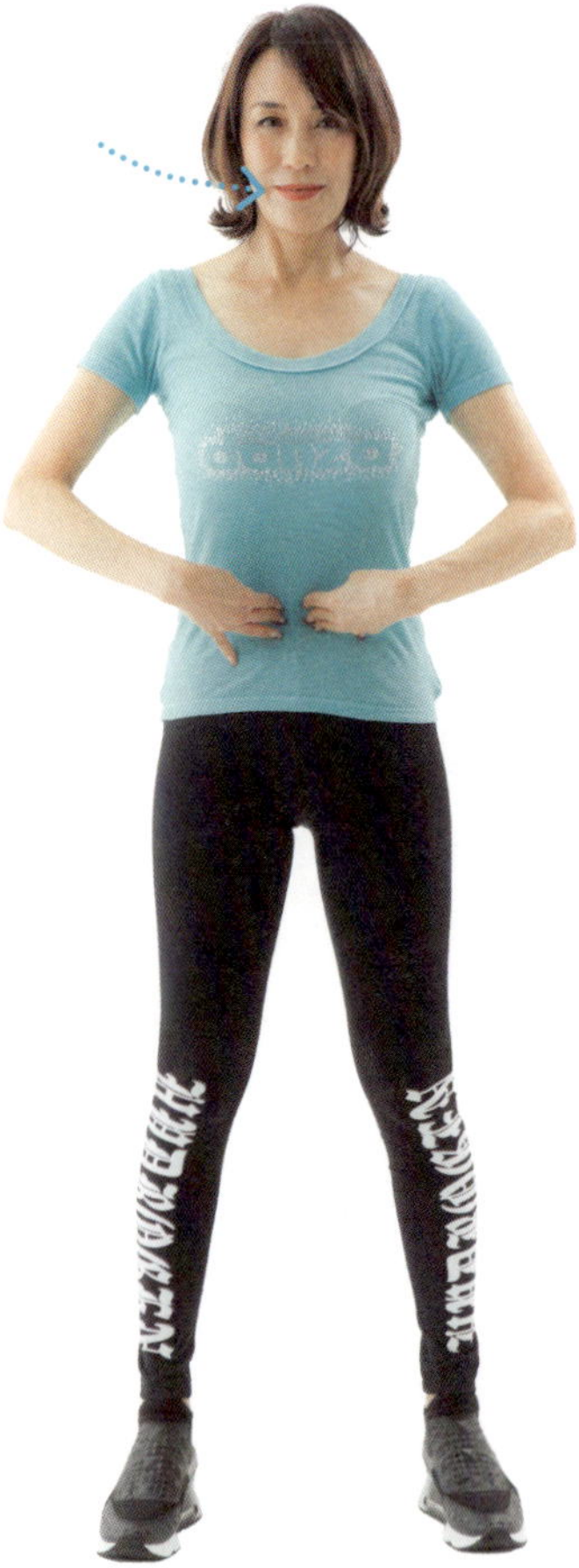

1 息を吸いながらお腹を凹ます

両手を横隔膜付近に置いて、息をスーッと吸ってお腹を凹ます。

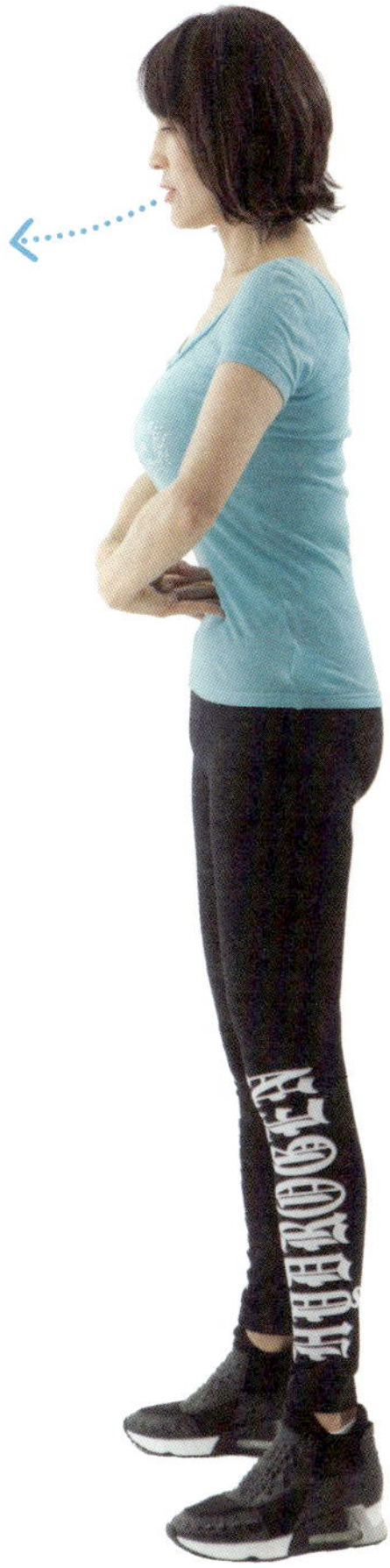

2 次に息を吐きながら、さらにお腹を凹ます

1 の姿勢のまま、息を吐きながら、さらにお腹を凹ます。ポイントはおへそと背中がくっつくイメージで空気をお腹から出す。

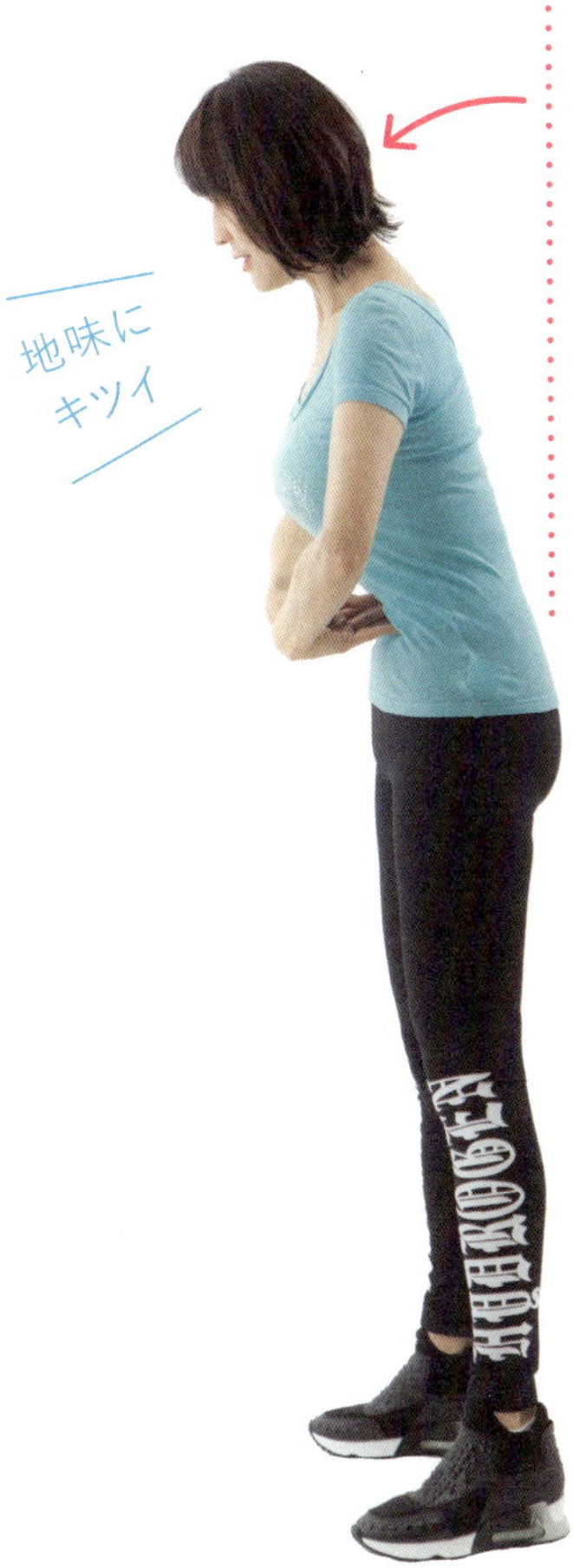

3 上体を少し前屈させる

前に少し上半身を倒す。その状態のまま、少し前後に体を動かす(5～10回)。息は吐いたまま。

アドバンスト・インスパ 5

美尻筋トレーニング

お尻の真下の筋肉と横側の筋肉をつけることで、形のいい丸いヒップがつくれます。たれているお尻だけでなく、四角いお尻が気になる方にもオススメ。

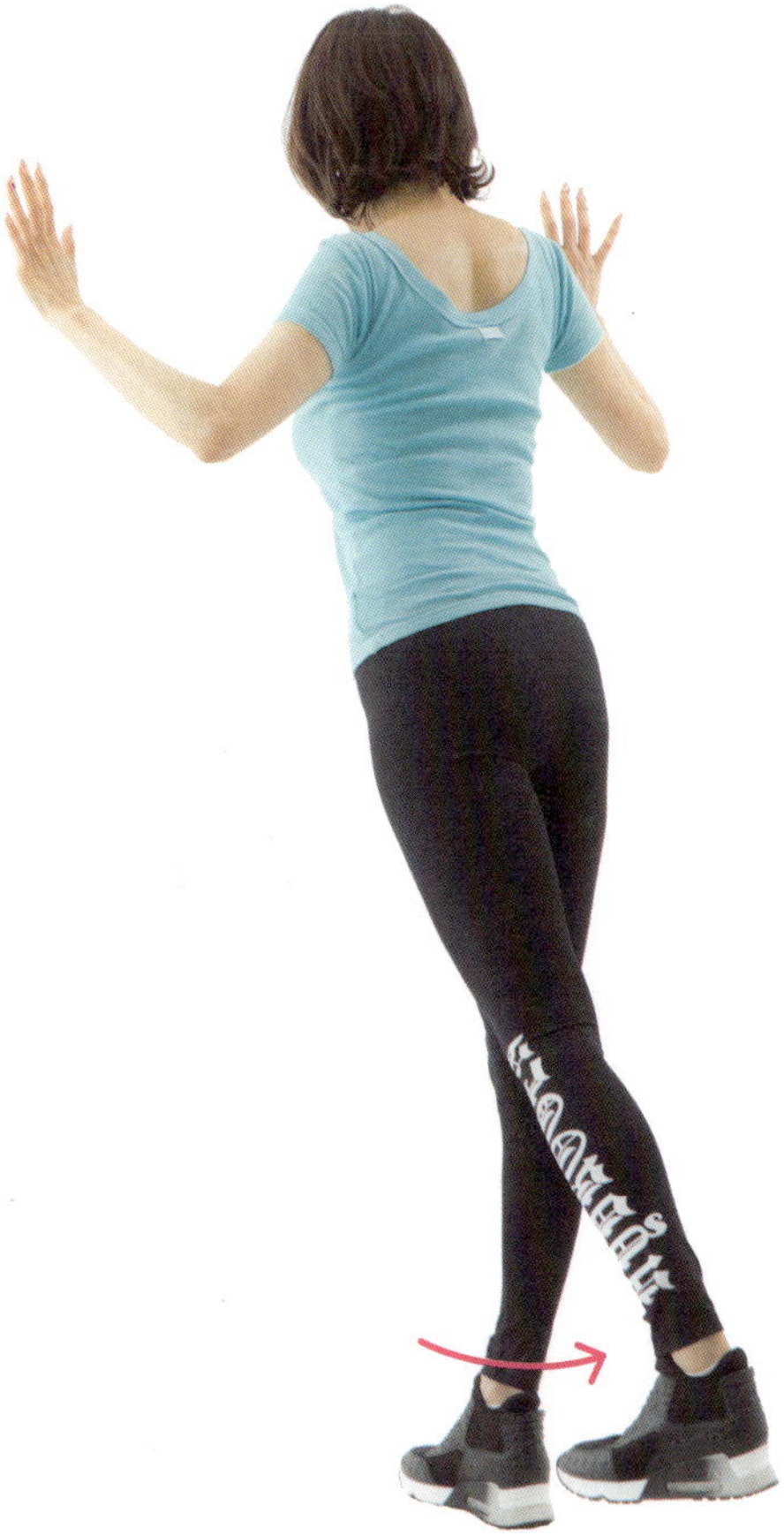

1 片足をそのまま真後ろに上げる

上げる瞬間にお尻の下の部分をキュッと意識して、5回上下させる。

オマケのトレーニング

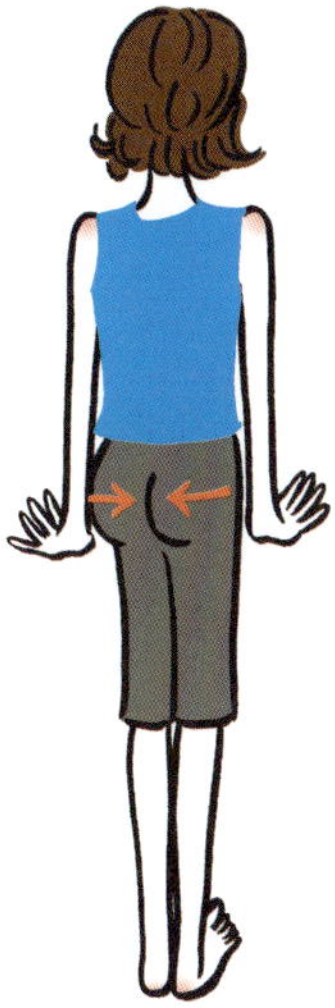

ヒップアップだけの目的なら、お尻にキュッキュと力を入れるだけでもOK。

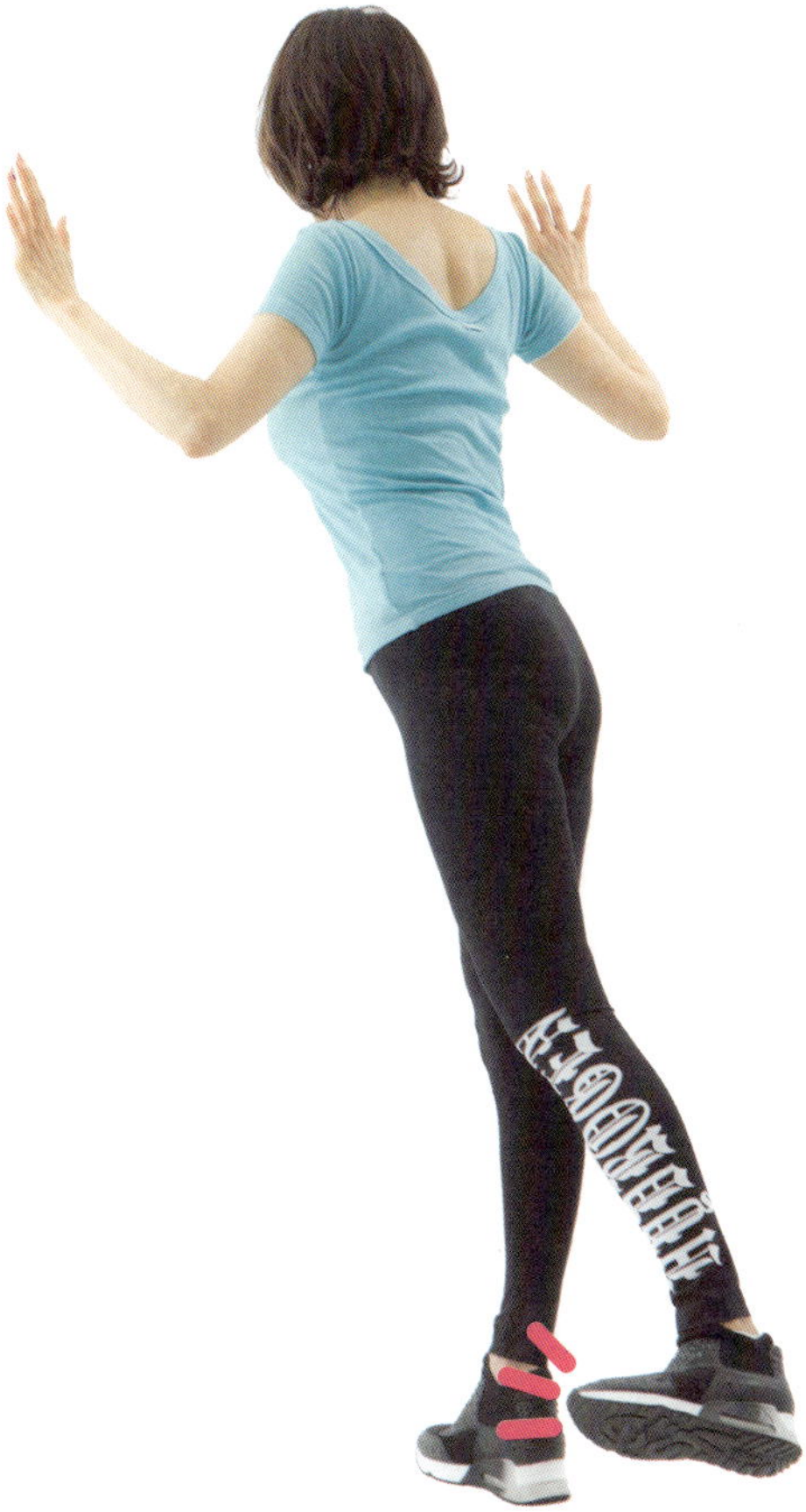

2 次に、足先を外側に向けるように真後ろに上げる

足先を外側に向けながら（足首は90度）、キュッと真後ろに上げる。5回上下させる。もう片方の足も同じようにする。

アドバンスト・インスパ 6

巻き肩修正トレーニング

下半身を整えたら、仕上げとして上半身と下半身のバランスを整えましょう。スマホやパソコンなど、現代人の上半身は内側に入りがちですから、外側に向けてあげてください。

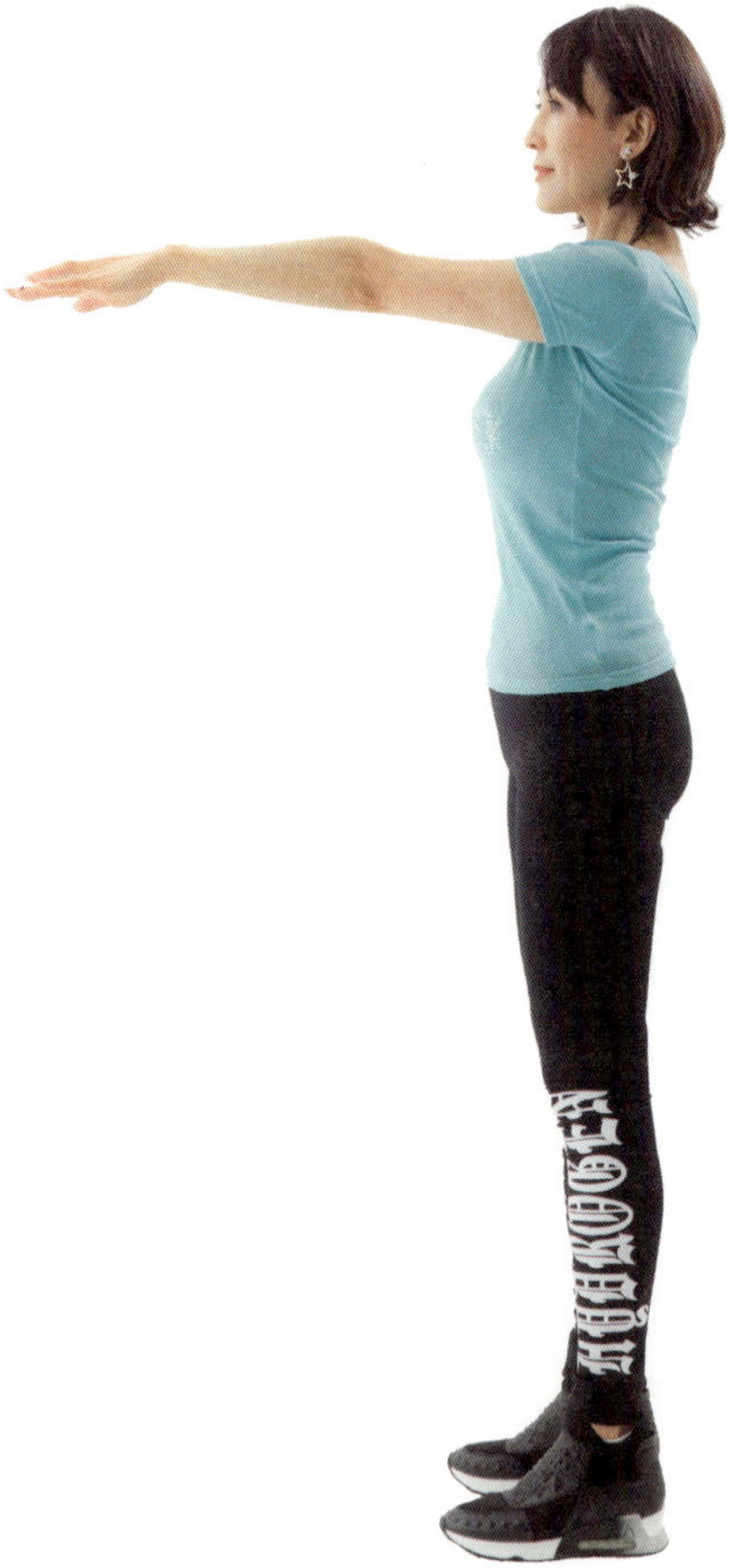

1　両手を前に出す

両手のひらを下に向けて前に伸ばす。

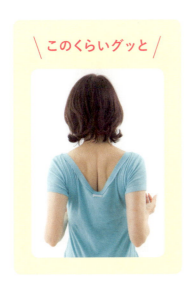

＼このくらいグッと／

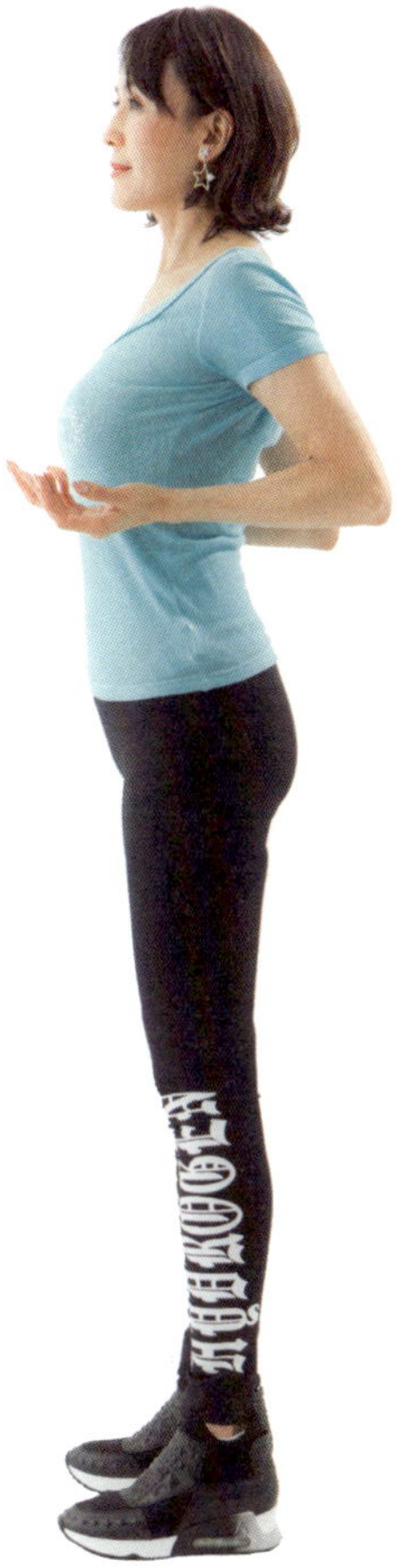

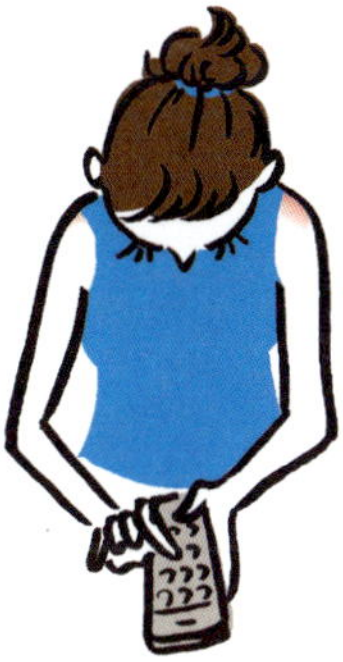

知らず知らず
内側に縮まっています！

2 手のひらを上に向けながら、ひじを引く

そのまま、肩から後ろにグッと引くようにする。手のひらは上向きに。ゆっくり10回。

アドバンスト・インスパ 7

〝ヒール筋〟を鍛える

ペットボトルつぶし&足指歩き

せっかくハイヒールをはいても、体の重心が定まらず、ふらふらと歩いてしまっていては台無しです。ハイヒールの立ち姿がステキなオトナ女子になるには、脚全体を鍛えて土台をしっかり作る必要が。足指から股関節まで、2つのエクササイズでサビついたヒール筋をパキッと目覚めさせ、カッコよく歩くための土台作りを！

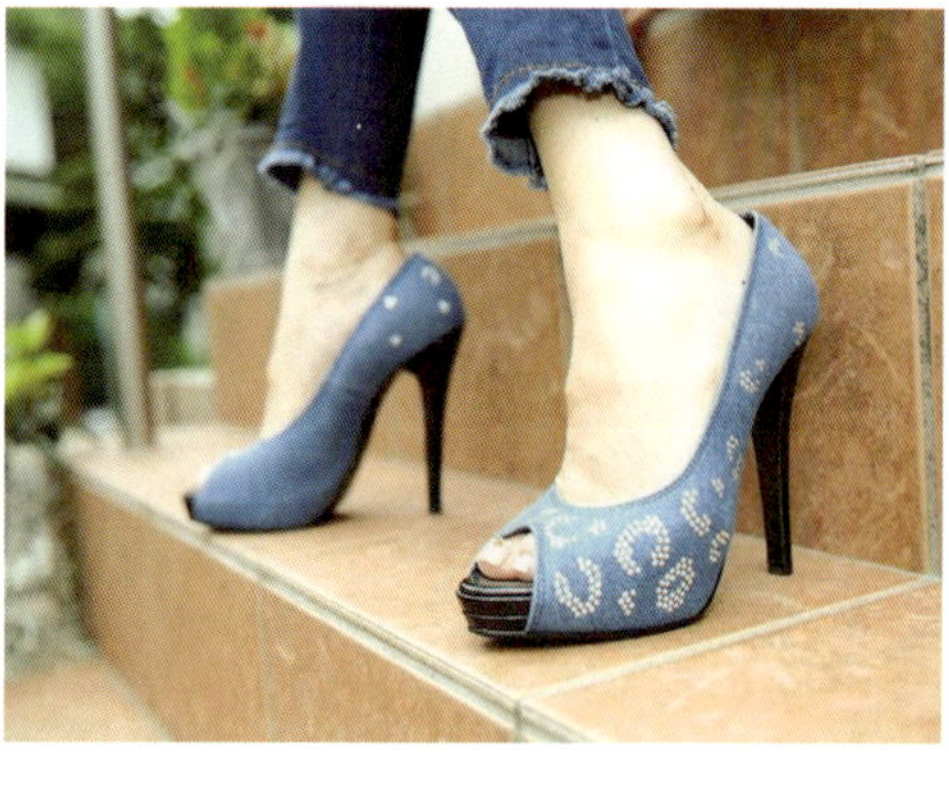

この2つで
OK

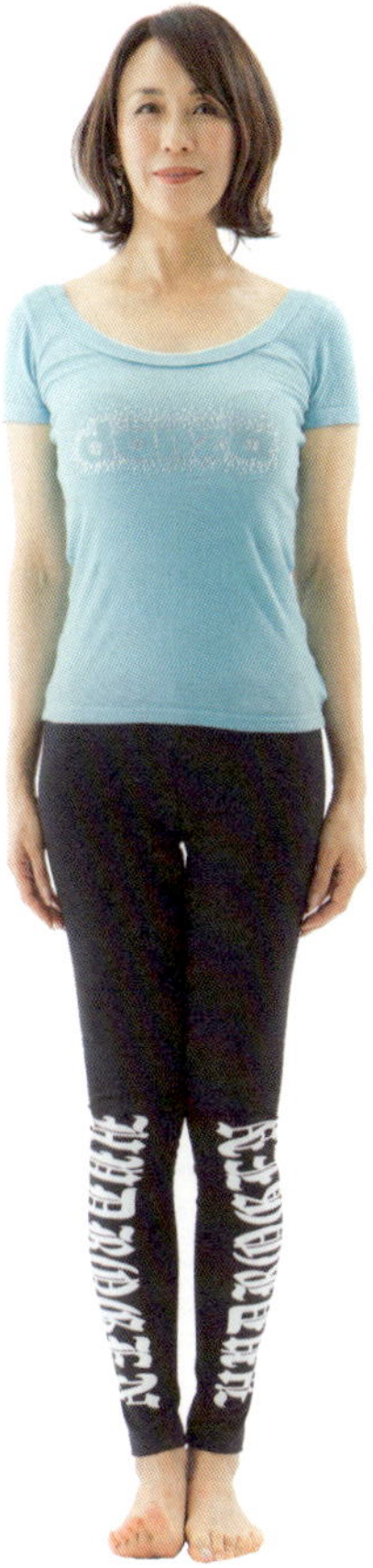

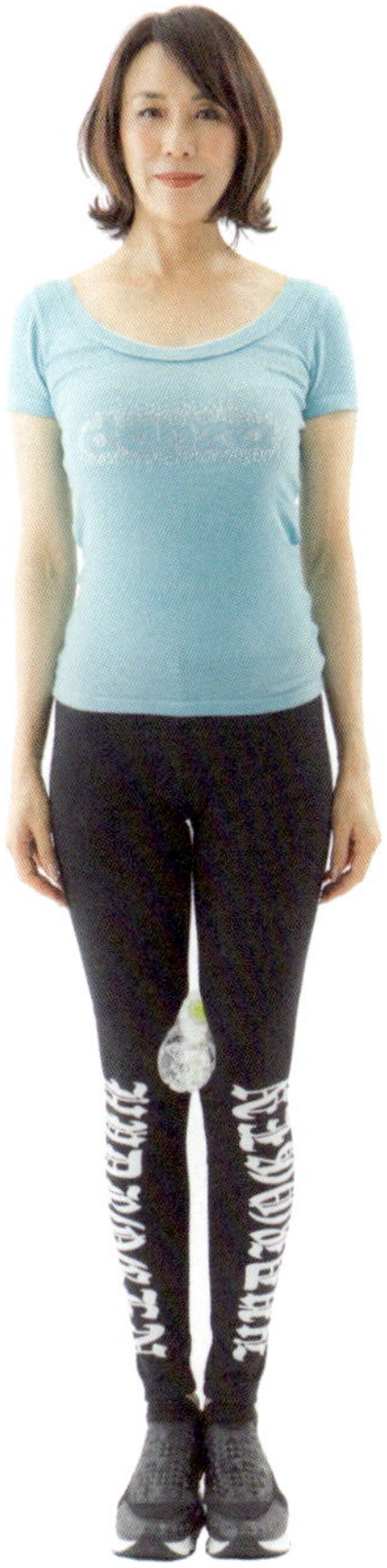

足指歩き

足の指だけで前に進みます。30㎝くらい（P82）

ペットボトルつぶし

両足にペットボトルをはさんで、後ろ側をキュッとしめる（P38）

ながら系のプチ・インスパ

どこでも自分専用ジムに変えられます。若い頃とは気力も体力ももう違うから、これって大事なポイントなんです。いつでもどこでも、身一つでできる筋トレがこんなにいっぱい！

自宅の階段で

駅や建物の中の階段をズンズン上がっていくのはしんどくても、自宅で二階に上がるくらいなら、なんとかできますね。階段を上がるときに使うメインの筋肉は骨盤を支えるのと同じインナーマッスル（大腰筋）。アンチエイジング・インスパでは最重要ともいえる筋肉なので、こまめに動かして筋力の貯金を。つま先立ちで上れば、お尻の筋肉（大殿筋）も使えて、同時にヒップアップ効果も狙えます。

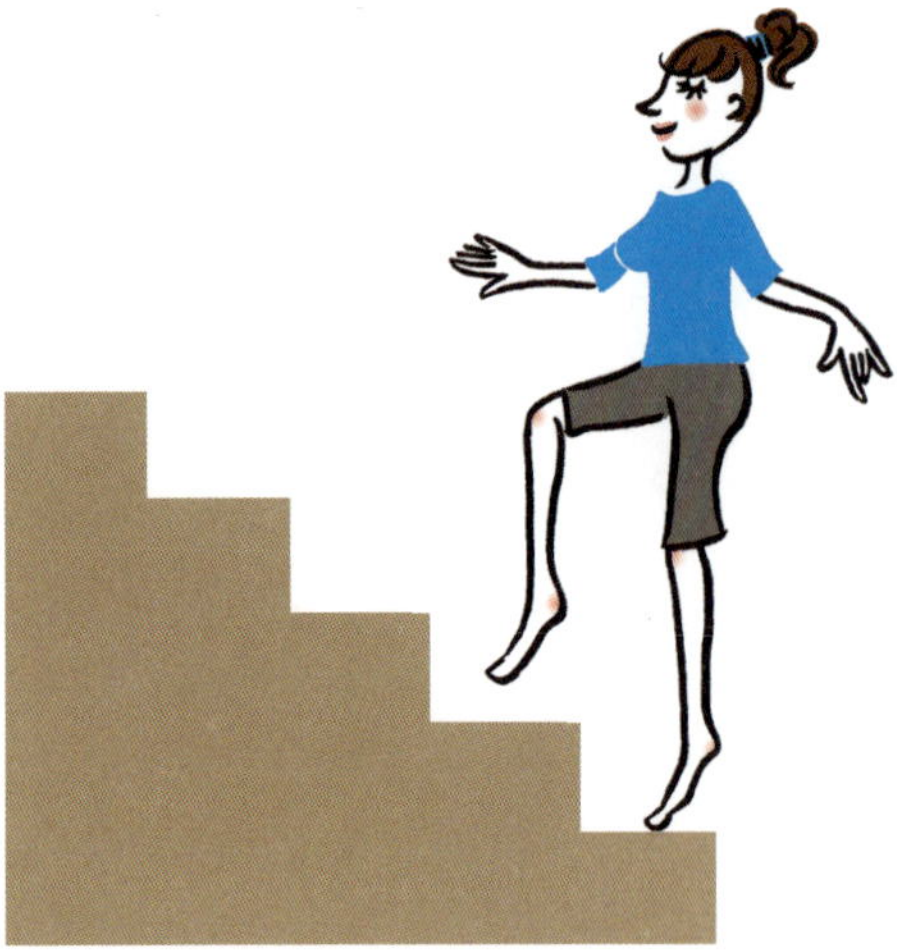

椅子に座りながら

両膝をぴったりくっつければ、内ももの筋肉（内転筋）にグッと力が入ってトレーニングに。クッションをつぶすつもりで、内ももをキュッと寄せます。

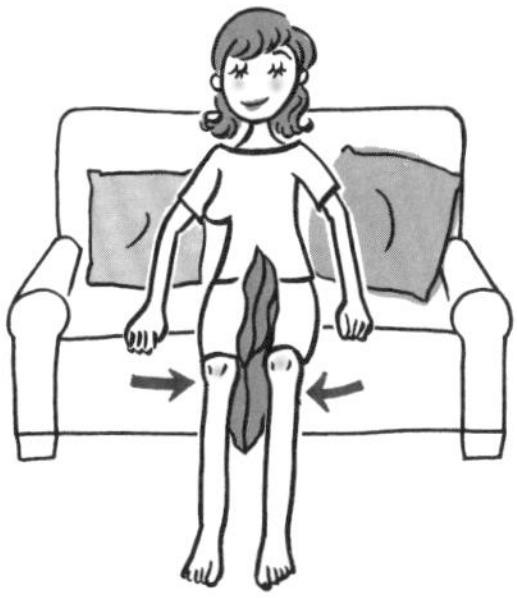

いつでもどこでも、骨盤底筋トレーニング

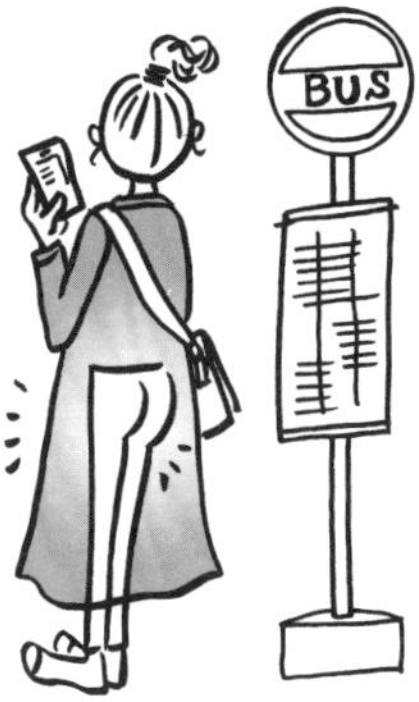

骨盤底筋群が衰えると、排尿障害など、QOL（生活の質）低下を招くこともあるので、立っていても座っていても、お尻の穴などを締めたりゆるめたりすることで底筋も鍛えられるようになります。

電車のなかでも

デスクワークや電車での移動などで長いこと座っていると、姿勢がくずれたり脚を組んだりしがちですが、時々は姿勢をピンとさせてだらけた筋肉にカツを入れましょう。

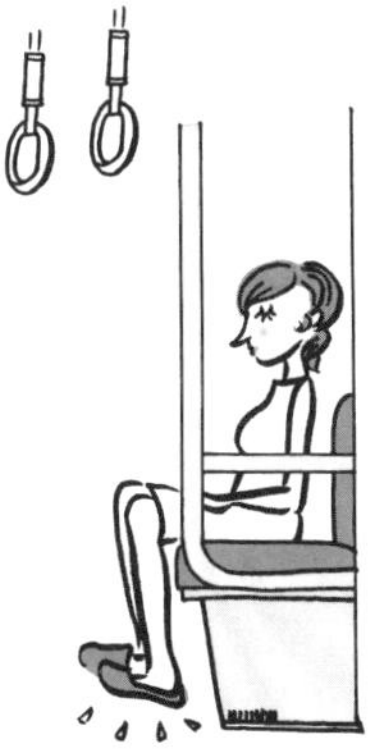

おまけのインスパ家事

「さぁ、エクサイズするぞ」とわざわざ運動をしようと思うと、なかなか長続きしません。だからこそ、エクササイズは、何かのついで、などに組み込んでしまうと、ルーティンになってやらないと気持ち悪くなるので、自然と続きます。また、便利な家電に頼らず、昔ながらの掃除や洗濯もいい筋トレになります。

たとえば、こんな感じです。

●台所で食器洗いが終わったら、その流れでペットボトルつぶし

↓終わったら、そのまま捨てられるのもメリット

●洗濯物を干しながら、キュッキュッとお尻に力を入れる

↓現代の生活の中では、腕を上げることが少ないので、乾燥機に頼らず、高い位置に洗濯物を干すのもオススメ

●掃除機を使わず、床を雑巾がけ↓けっこう下半身に効きます

●バレリーナ・スクワットをやってから、入浴する

また、もし痩せることを目標にしているのならば、インスパで筋トレした後に有酸素運動をするのも効果倍増です。

・インスパイリング＋ウォーキング（ウォーキングは足の付け根からペタペタ歩くのではなく、「腰骨」からが脚と考えて動かすと骨盤も動き代謝もアップします。そして、なるべく歩幅は広く。大腰筋がないと、歩幅も狭くなります）

・インスパイリング＋自転車で買い物に行く（チンタラ走るのではなく、颯爽《さっそう》と！）

・インスパイリング＋犬の散歩（立派な有酸素運動です！）

地方在住の方から「車中心の生活で運動不足になりがちで！」という言葉をよく聞きます。そういう人にオススメは**「踏み台昇降」**。台を使ってもいいし、階段でもできるので、場所をとらずに筋トレと有酸素運動の効果が期待できますよ。

できることから、自分の生活の中に取り入れていってくださいね。

いまの自分の〝痩せ力〟はどのくらい？

インスパを始める前に、いま自分にどのくらいの痩せる力があるかを知っておくのも面白いと思います。

ちょっと次にチェックをしてみてください。

- □ 就寝時と起床時の体重の差が0.6kg以下
- □ 平熱が35度台
- □ どちらかというと猫背気味だ
- □ 手足が冷えやすい

1つでもあてはまったら、痩せない体ですよ！

❶就寝時と起床時の体重の差は0・6〜1kgが正しい

就寝時に体重を計り、起床してからまた計ってみてください。普通は夜が重くて朝が軽いはずです。0・6から1kgほど減っていればOK。

「太らない」ということは、摂取カロリーマイナス消費カロリー＝プラスマイナス0。食べ物から摂ったカロリーは、昼間の活動のほか夜眠っている間にも消費されています。日中に疲れた内臓や筋肉を寝ている間に休ませて、体の補修をするためですが、その消費量は昼間以上に多いので、朝起きたときに体重がちゃんと減っていれば、健康的で痩せやすい体といえます。

この差が0・6kg以下の人、もしくは起床時のほうが増えている、とか、就寝時と起床時の体重が変わらないという人は、いますぐインスパを始めてください。

1か月ほど続けたら、またこの差を計ってみてください。筋力がついていたら、必ず変化があるはずです。

↓

インスパを始めて1か月くらいしたら、
就寝時と起床時の体重差チェックと、P18の腹筋チェックをしてみよう。

❷ 筋肉がつくと、体温も上がる

筋肉には血液をポンプのように押し出す働きがあります。筋肉が増えればこの働きが高まり、血液が全身に巡って体が温まります。体温が1℃上がると基礎代謝量も12％上がり、ダイエットもスムーズに！

↓

体温1℃につき、基礎代謝は12％アップ

❸ 美ボディの要はインナーマッスル

インナーマッスルの中でも〝姿勢保持筋肉〟と呼ばれる筋肉は、骨盤や背骨の周りにあります。弱ると背骨を支えきれなくなり、姿勢が悪くなりがちです。また、周辺の内臓も支える大事な役目も担うため、弱ると内臓が下がって下腹ポッコリに。インナーマッスルは見た目の美しさの決め手となる、とても大切な筋肉なのです。

↓

姿勢が悪くなると、一気にオバサンと化す

❹ 冷え性は筋肉不足の証拠かも⁉

女性ホルモンがアンバランスになり、下半身の血流が滞りがちなアラフィフ世代。体の末端まで血液を十分にいきわたらせるためには、筋肉の力が欠かせません。手足の冷えを日頃から感じているなら、筋肉が弱っている可能性が。

↓

アラフィフこそ、筋肉を鍛えるべし

アンチエイジング・インスパのミラクルなおまけ ❷

便秘がスッキリ

下半身のインナーマッスルが衰えて、背中が丸まったり骨盤がゆがんだりすると、内臓を支えられなくなり、本来の位置から下がってしまいます。すると内臓が本来持つ機能が低下。食べ物の消化吸収に支障が出て、さまざまな不調の原因となります。

その最たるものが便秘。ガンコな症状に悩まされ、それこそ何年も何十年も闘ってきた方も多いことでしょう。腸の詰まり＝気の詰まりと私は考えます。美容と健康の大敵。気分も一気にダウンしてしまいますから、一日も早く解消したい！

アンチエイジング・インスパで骨盤まわりのインナーマッスルを

鍛えると、骨盤は地面に対して垂直の正しいポジションに戻ります。下がった内臓も引き上がってもともとあるべき位置に。本来の働きを取り戻します。

また、骨盤まわりのインナーマッスルを鍛えることには、腸のぜん動運動をうながす効果があることがわかっています。理由は背骨と骨盤をつなぐ腸腰筋。**アンチエイジング・インスパでこの筋肉を動かしてあげると、すぐ内側にある直腸が刺激されて、腸のぜん動運動がスムーズになります。**

腸腰筋はインナーマッスルの中でも、全身の健康に関わるとても重要な筋肉の一つですが、座っていることが多い生活では動かす機会が少なく、かたく収縮してしまいがち。アンチエイジング・インスパは腸腰筋に効果的に働きかけるので、体調が上向きになるのをきっと感じられるでしょう。

3章に紹介したエクササイズ、いかがでしたか？
もしかしたら、「えっ、これだけ？」と、
ちょっと物足りなかったかもしれませんね。
物足りないくらいなら、成功！　です。
あなたの筋肉が目覚め始めた証拠ですから。
ぜひ、「いくつになっても綺麗」のために、続けていただければ幸いです。

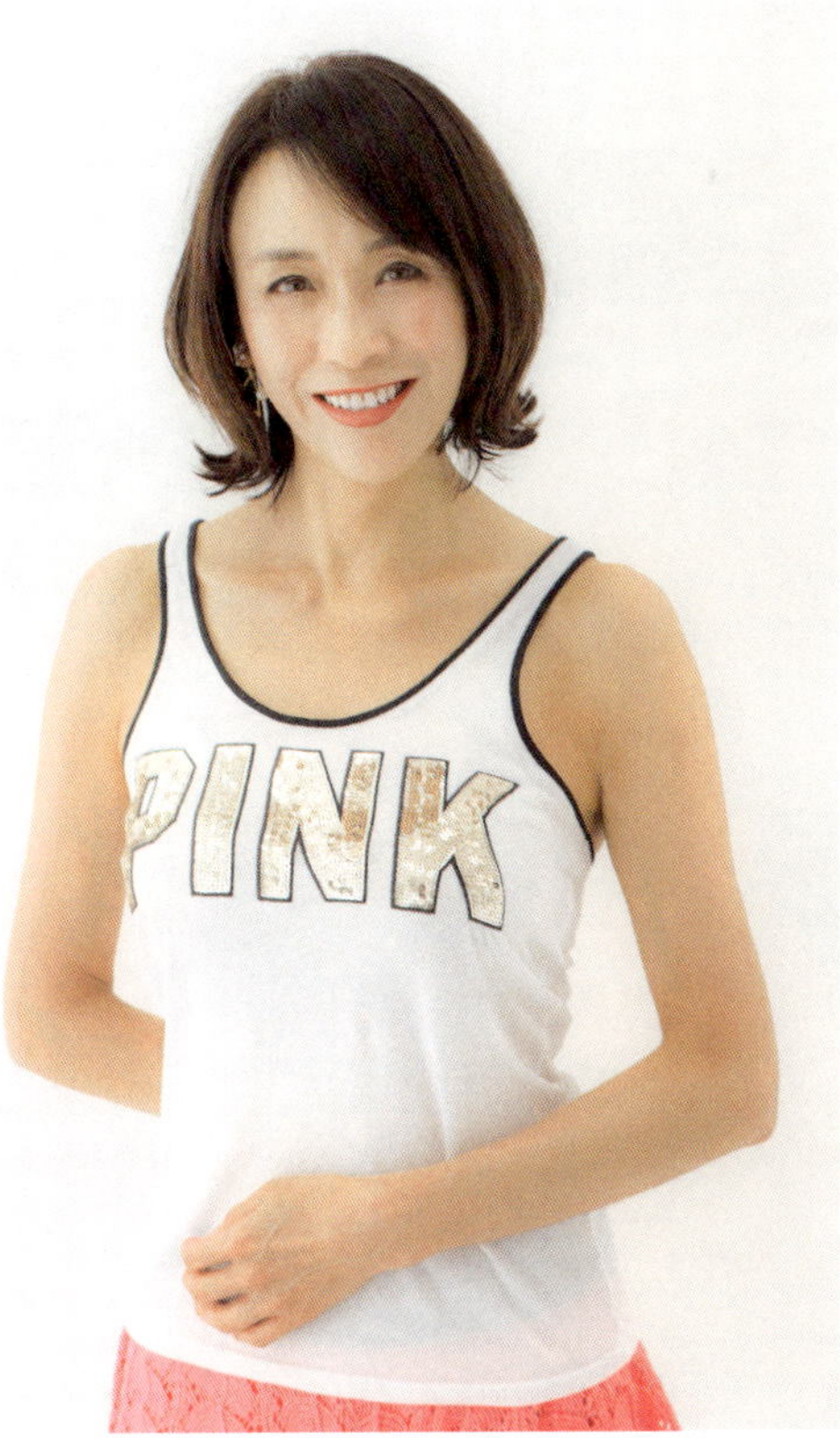
PINK

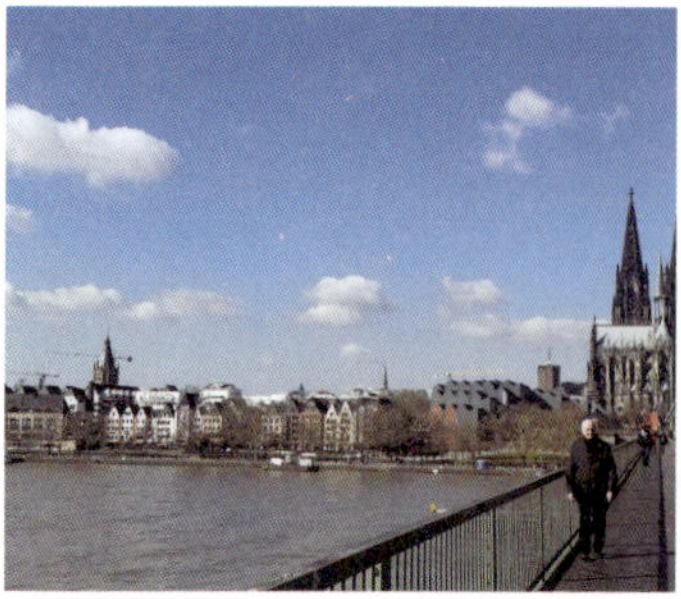

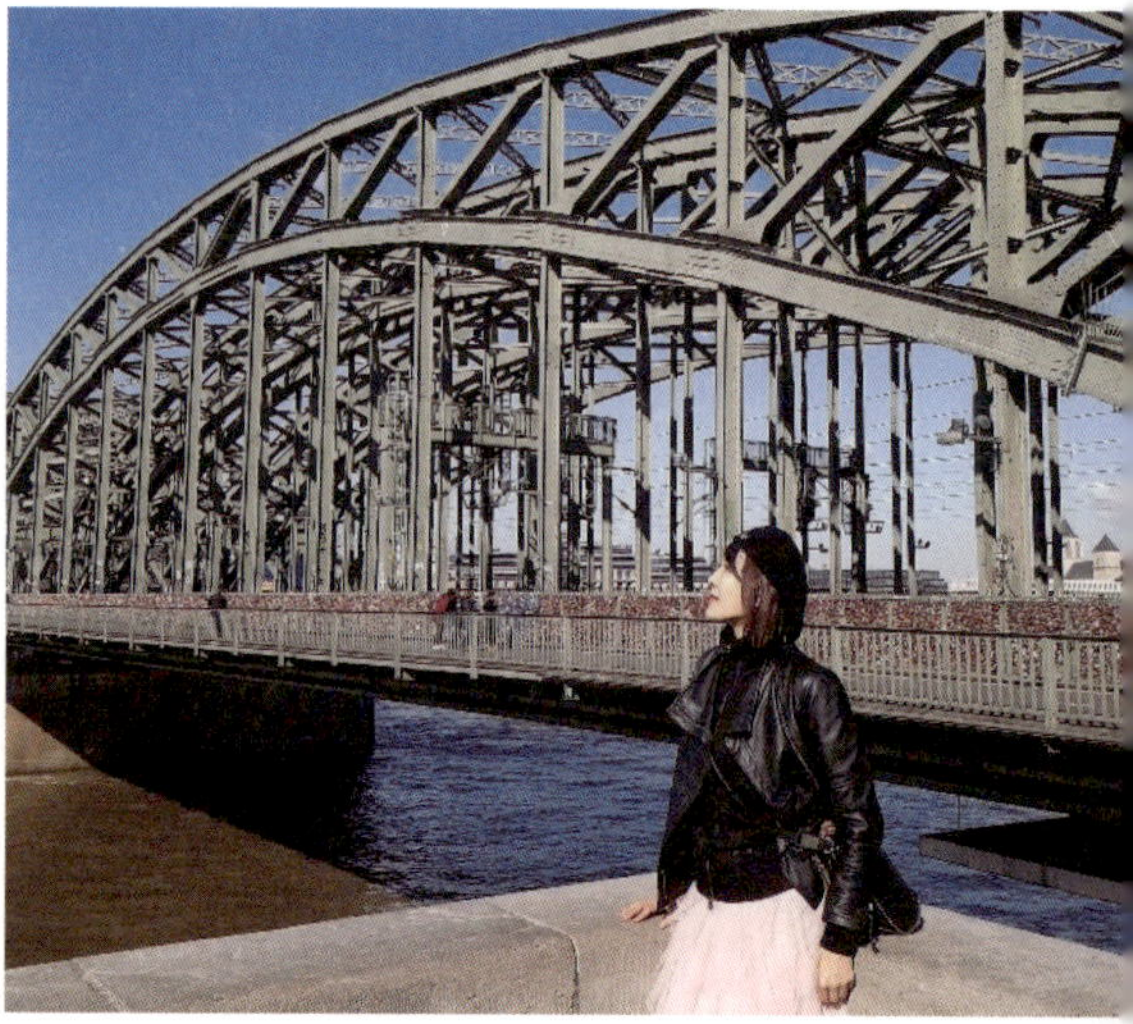

生徒さんからよくある質問。
「旅先では、生活のリズムが狂って、いつもはやっているエクササイズもできなかったり、食事も食べ過ぎてしまって太るのですが…どうしたらいいですか？」。誰にでもよくありますよね。

先日、ドイツに行きました。旅先でも、朝起きた時からエクササイズをしてしまう私ですが、これはもう生活のルーティンになってしまっているので、やらないと気持ちが悪いんですよね。でも、せっかくなので食べ物はしっかり。

ちょっと太ったとしても、旅から帰って、すぐに戻すことを意識すれば大丈夫。ただし、すぐに戻さないと増えていく一方ですから、気をつけてくださいね。

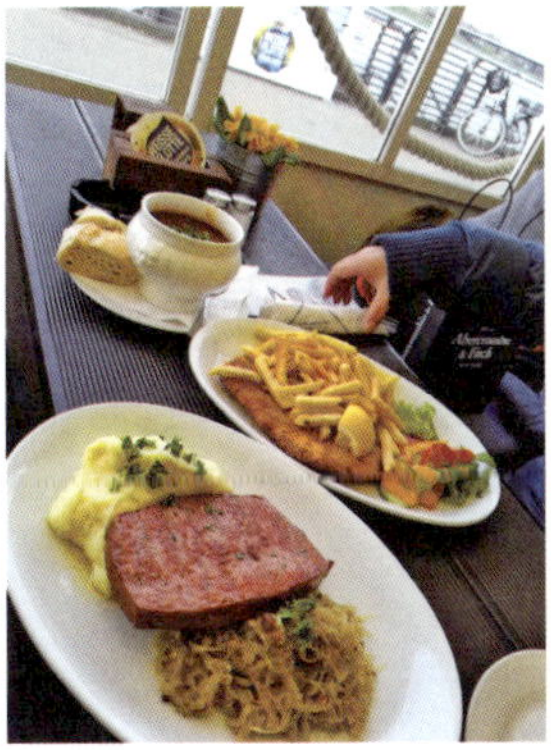

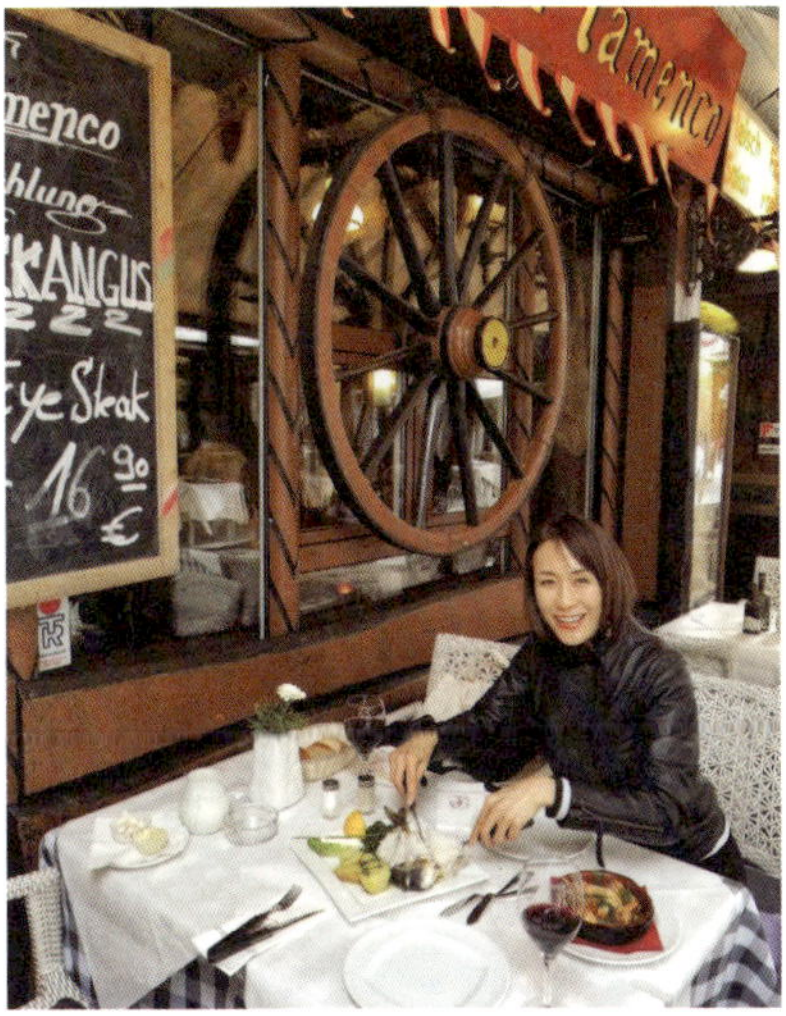

「攻めてますね～」と言われることも多いのが、私の服。

年齢とともに、若い頃と同じようには着られなくなってくる服。

でも、素材を選ぶ、形を選ぶ、そういうことで年齢ならではの美しさが出せると思うのです。


そして何より…

いちばんは、自分の筋肉！

ハイヒールだって、一生はき続けたい、と思うから。

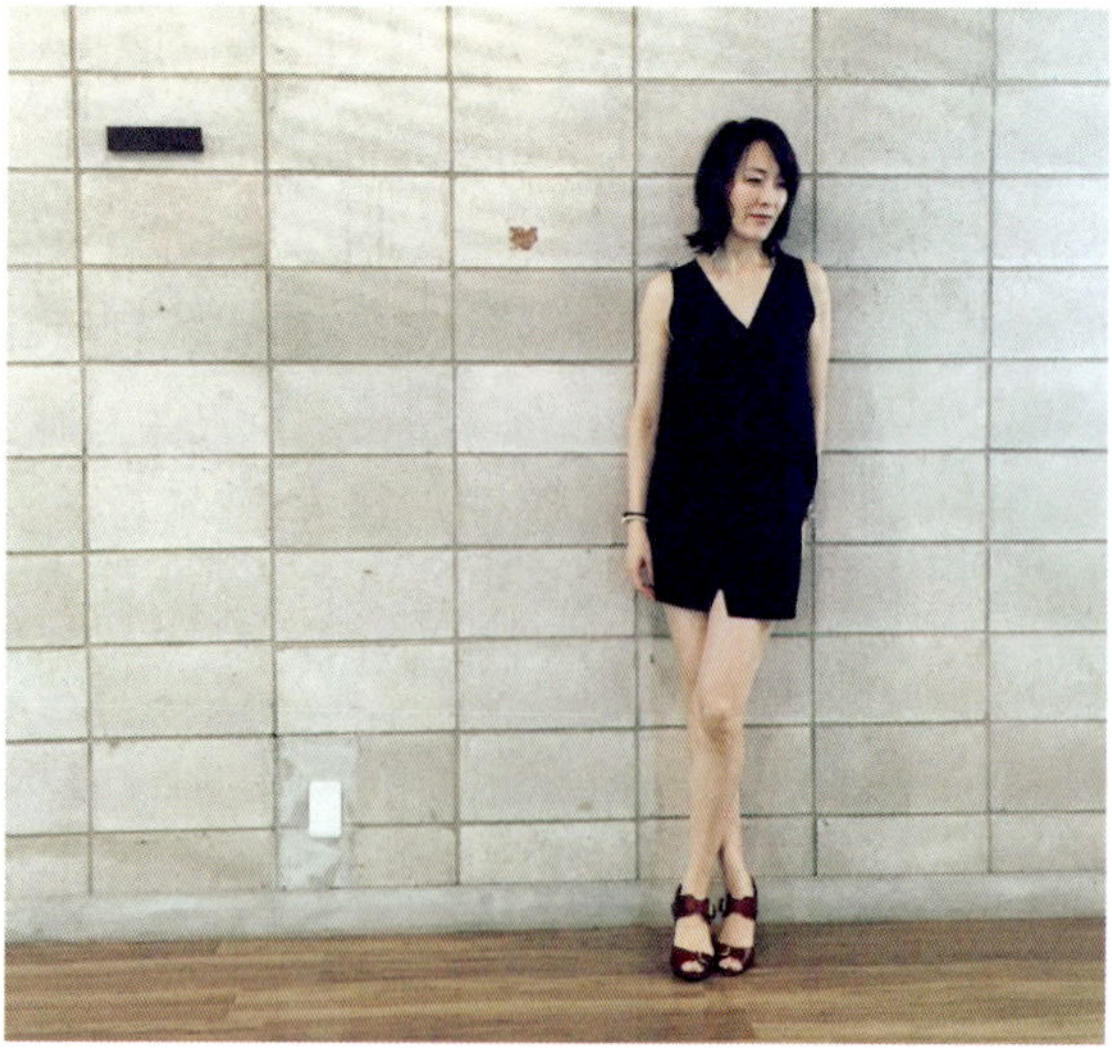

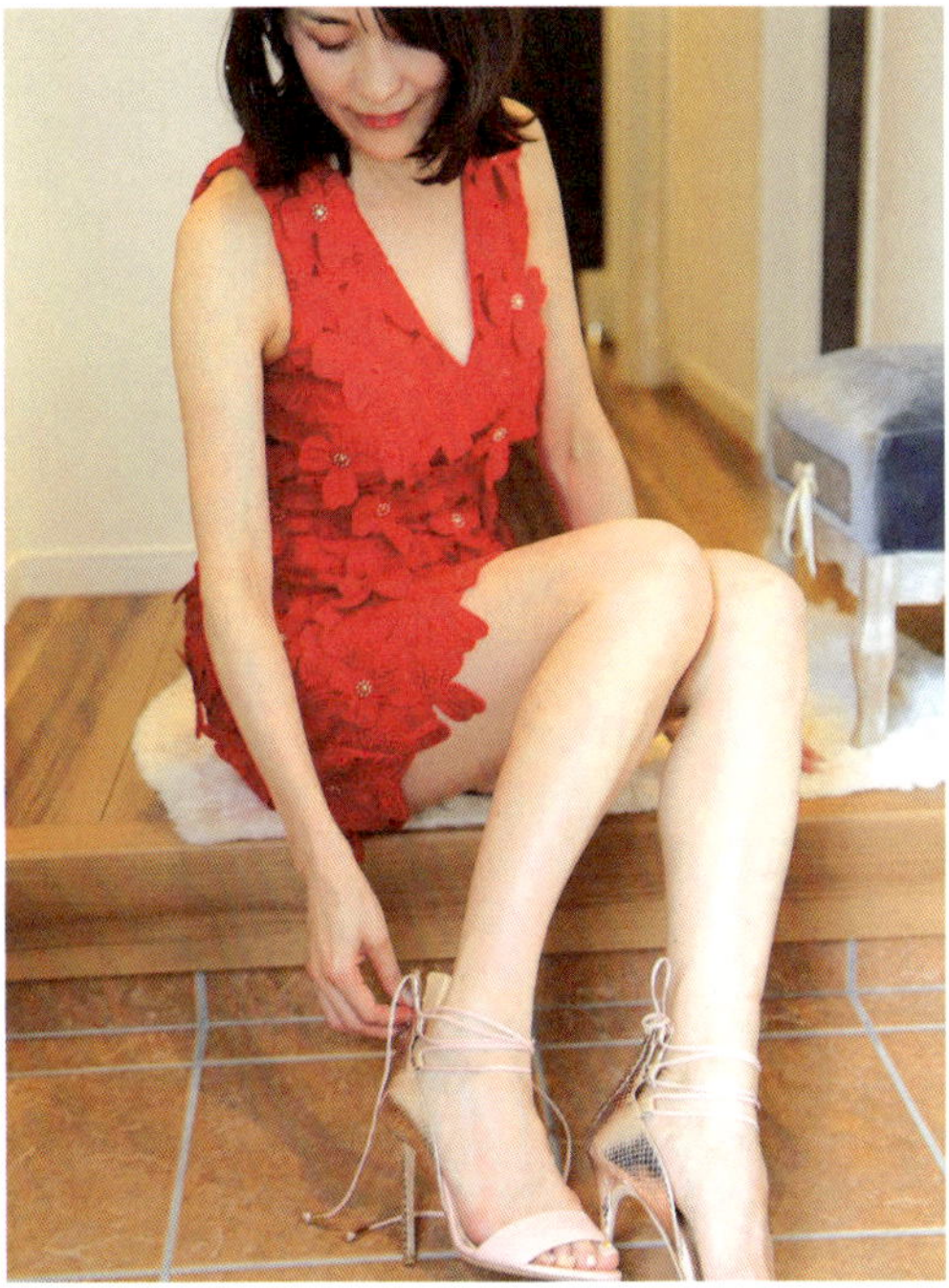

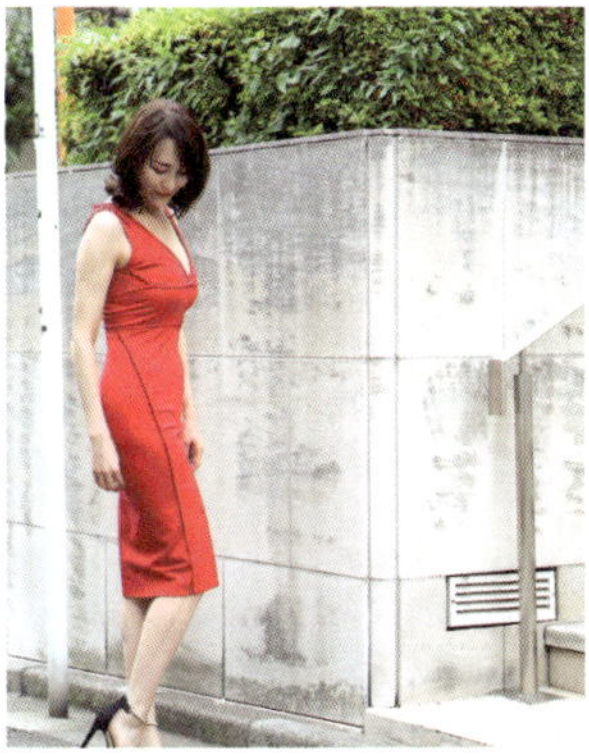

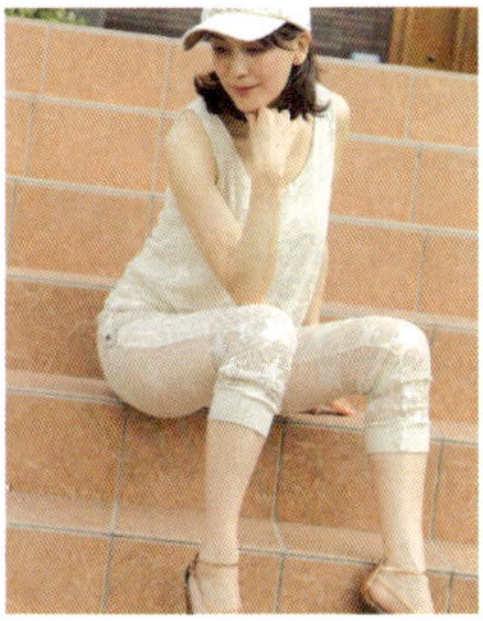

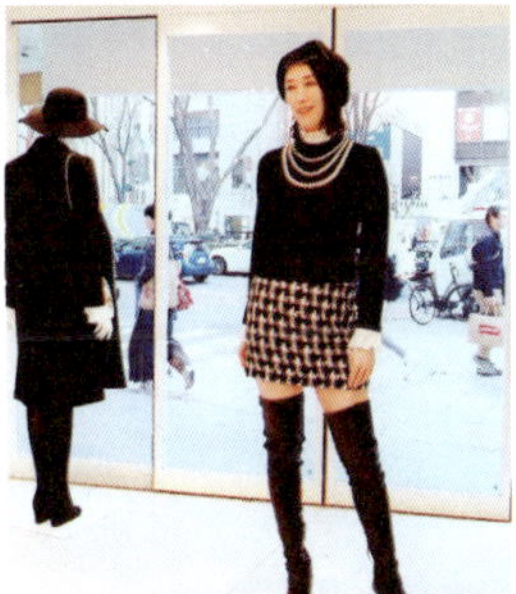

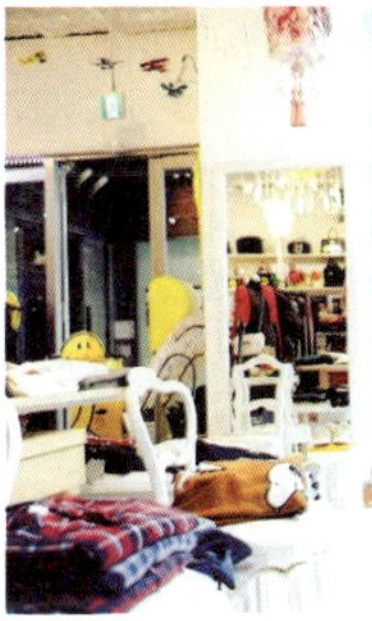

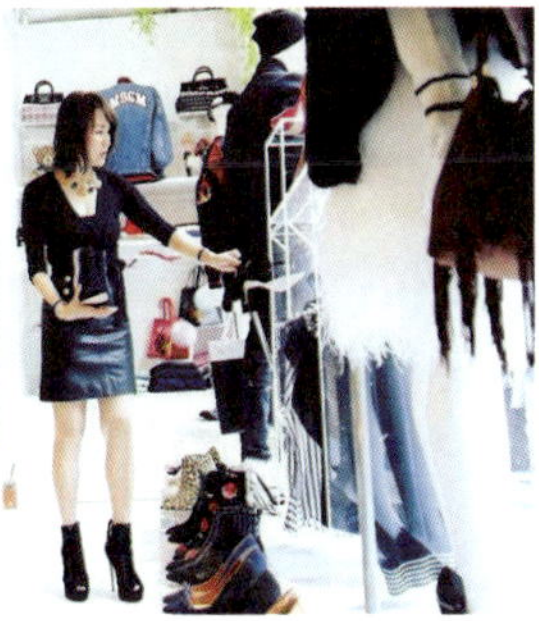

女性は、いくつからでも、新しい自分をみつけ、自信をつけ、
自分の人生に挑戦し続けることができる！　と私は信じています。
あなたも決して遅くはありません！

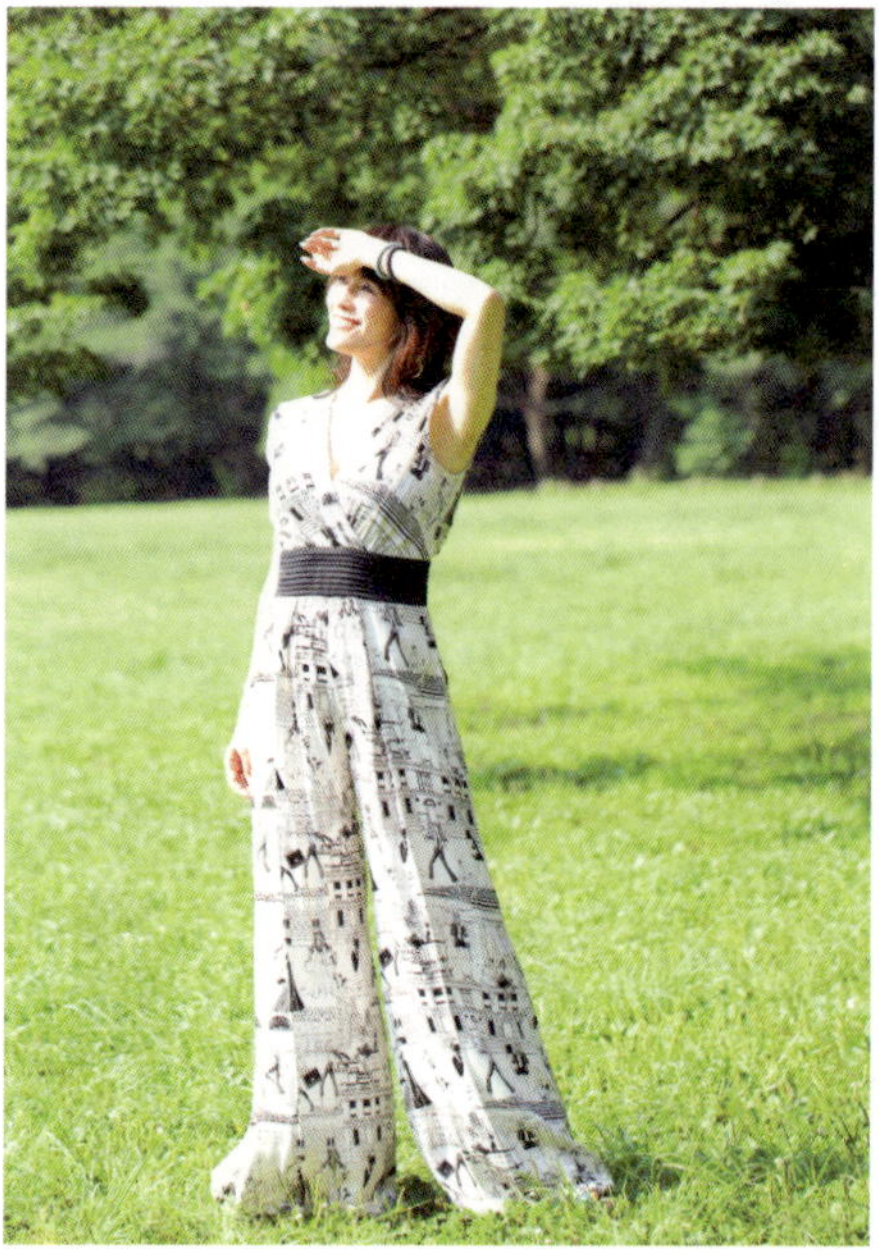

第4章

美しい50代を美しく生きるために…

毎日のちょっとした習慣

習慣に勝る美容法はない。これが私の持論です。肌のお手入れもエクササイズも、健康を維持するための食習慣も、〝その日一日〟を毎日繰り返すことで成り立っていると思うからです。

50代以上の肌や髪を底上げして美しく見せてくれるコスメや、余分なお肉のついた体形を上手にカバーしてくれる服は、今の時代、選択肢があり過ぎるくらいにあります。そういうアイテムの力をめいっぱい利用して、気分の上がった自分でいるために、いつもフルパワーチャージしておきたい！

そのために心がけている私のアンチエイジング習慣についてお話しします。

キラッキラの服が似合う自分でいたい！

息子たちは21歳と18歳。アラフィフ真っただ中というと、落ち着いた雰囲気の服を着るのが一般的な年齢ですが、私はまだまだ派手な服が大好き。太ももをバッチリ出すショートパンツなんかもはいています。

手持ちの服は素肌を出す大胆なデザインの服が多く、食事会に行ったりすると「そんな服、私は着られないわ～」と、同年代の友達に驚かれることもしばしば。

そんな私にとっては、言ってみれば、**洋服は生きるエネルギーそのもの！** キラキラした素材や露出度の高い服、10センチヒールの靴を身に着けると、それだけでテンションはマックス、アドレナリンが放出されて力がみなぎってくるんです。

「攻めてますね～」なんて言われることもありますが、やっぱり更年期世代ですから、どうしても調子が悪いときもあります。そんなとき、この戦闘モード（笑）

の服やヒールが私のスイッチを入れてくれるんです。エネルギーチャージの素とも言えるかもしれません。

服からもらえるエネルギーは、それだけではありません。着たい服のためにキレイでいる努力をしよう。エクササイズをサボらないで頑張ろう。そんな高い意識を持ち続けるためのエネルギーも、キラキラの服たちが与えてくれるんです。

アラフィフって、若い頃みたいな〝自分自身から出てくるパワー〟が少なくなったな、素材としての自分が傷んでほころびが見えてきたなって自覚する年齢。だからこそ、「自分に手をかけているから」「お手入れしているから」「自分をケアしているから」大丈夫！　っていう自信を持っていられるって、とっても大切なことではないでしょうか。

「イタイ」と言われるまでは抗《あらが》いたい！

アラフィフが派手な服を着るって、なかなか難しいと感じています。一歩間違えると、若作りしている勘違いなオバサンになってしまう可能性も大。そうならないためにこだわっていることが三つあります。

ひとつは〝素材〟です。
たとえば、コットンよりはシルク、ウールよりはカシミア。上質な素材を選びます。**上質な素材の持つ力は絶大**で、衰えの見え始めた肌をカバーするばかりか、ランクアップして見せてくれる力があります。

もうひとつは〝デザイン〟。
普段私は、大人向けのセレクトショップで買い物をします。背の高い私にジャストサイズのものが見つかることも理由のひとつですが、**大人の体形をキレイに見せてくれるデザイン**が見つかるからです。値段は少し高めになりますが、ここは買う枚数を減らしてでも、絶対譲るべきじゃない！　同じショートパンツでも、これが渋谷のファストファッションの店だと、サイズはジャストでも「なんか、違う!?」となってしまうからです。

そして、これが一番大事なのですが、最後のひとつは〝息子の目〟。多感な思春期男子、母への目線はやや厳しめです（笑）。

脚を出してイタイ年齢って必ず来ると思うのですが、「まだ、いけるかな」と。私は冬はミニスカートにロングブーツというスタイルが多いのですが、やっぱり友達はハッキリ言ってくれませんから、息子に期待しています。

彼が「ちょっと、それイタイよ」と言ってきたら、路線変更を考えどきかなと。でも、それまでは自分の思いのままに、心ときめく服と着こなしを、めいっぱい楽しもうと思っているのです。

いつかはできなくなるから、自分の努力でできるうちはやっておきたい。年齢によって変えないといけないことはあるけれど、できるうちにできることは楽しむ。そういうふうに自分を生きていきたいですね。

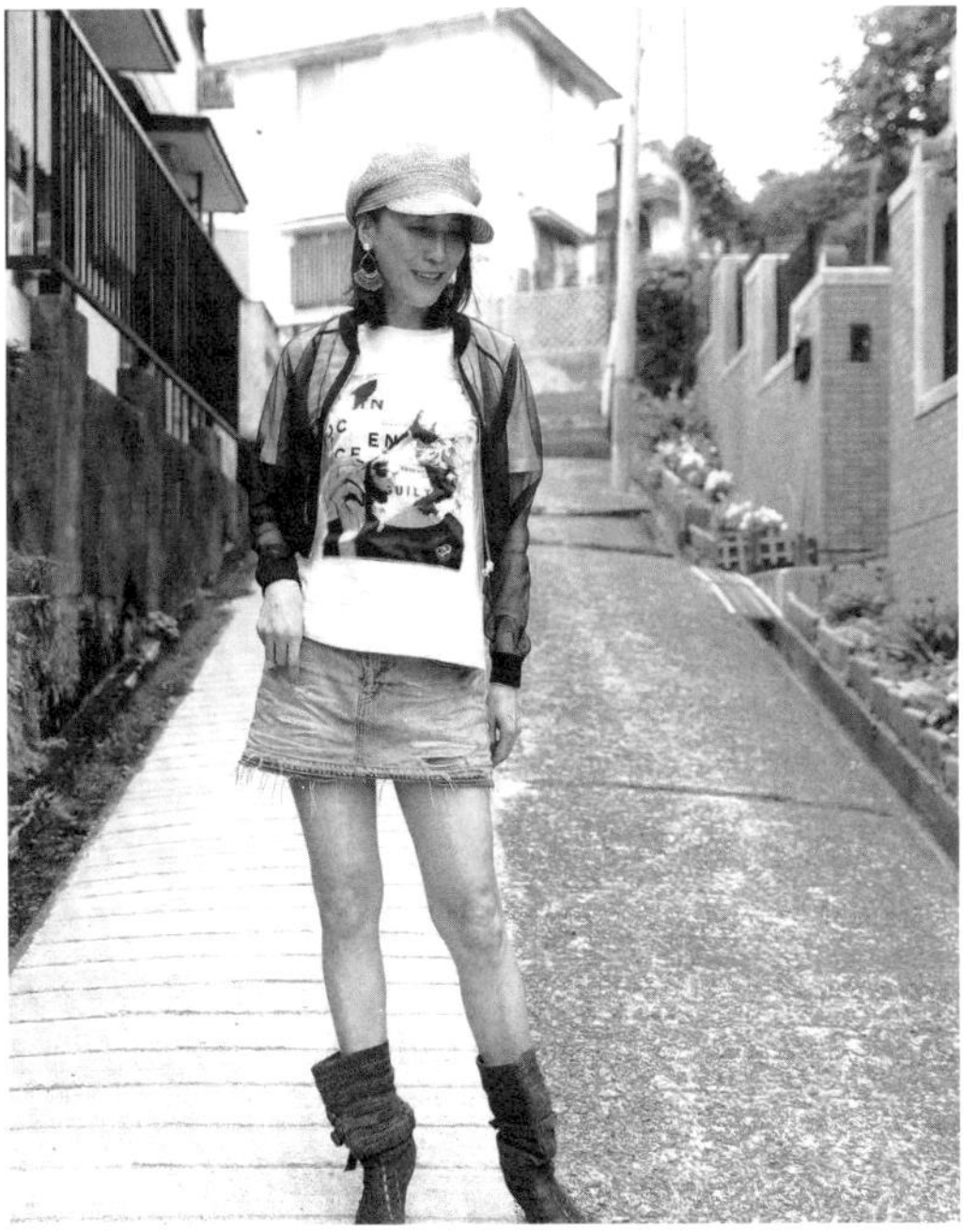

自分をちゃんと見つめる

毎日お風呂から上がったら、自分の裸を360度チェックします。毎日見ていれば、体のラインの変化にも早く気づくことができます。他人が気づくほどに崩れたら、元に戻すのに大変な労力もいるし、時間もかかります。

だから、あれ？　と思ったら、すぐにケアをしましょう。

といっても、日々の筋トレの回数をちょっとだけ増やす、とか無理なく取り入れられることでOK。そして、もうひとつ大切にしていることは、服のサイズを上げないこと。

買うときにも「ラクさ」や「機能性」よりも、「体にピッタリのサイズ」「ラインがキレイなもの」という基準で服は選んでいるので、少しでも太ってくると、着られなくなったり、似合わなくなったりする服がたくさん出てきてしまいます。

ここで、服のサイズをあげて買ってしまうと、もう大変！　坂道を転がるように太っていってしまいます。だからこそ、ちょっと体のラインが変わってきたとき、ちょっと太ってきたなぁというときが肝心で、ここが体形キープの分岐点とも言えるのです。

いま持っている服が着られないから、とサイズアップした服を買ってしまうと体もだらけてしまう。自分も服がゆるくなった分、気にしなくなる。

これでどんどん太っていき、挙句の果てには、ゴムかゆったりしたパンツに、上はおなかまわりを隠すチュニック…。こうやって、ごまかしていると、自分が太っていくことに鈍感になってしまうんですよね。

だから、私は洋服のサイズを上げて服を買うことはしません。太ったら、洋服が着られるように体を戻す。つまり、自分の体を服に合わせるのです。

自分の体に敏感でいられれば、自分の体を意識していられれば、体だけでなく心の変化も感じやすくなります。女性ホルモンの分泌がアンバランスになって、体調の変化を感じやすい時期ですから、体調をどう保っていくかは、心のバランスをとることにもつながります。

50代のいまが、美しい老後を送れるか否かの分かれ道です。

Micaco式 インスパな24時間

日常生活はエクササイズのチャンスの宝庫です！

読者の皆さんにやってほしいというわけではありませんが、もう毎日のルーティンになってしまった私の生活を公開します。

朝

起床。ベッドから出たら、バンザイの姿勢で30センチほど足指歩き

from Micaco

足裏の筋肉を鍛えて、アラフィフにとても多い足のトラブルを防ぎます。足首も鍛えられて、メリハリのある美脚に。

股関節のストレッチ

from Micaco

股関節は年齢を重ねるとかたくなって、可動域が狭くなりがち。一生、元気に歩くためにも大事にしています。

朝食は夕食から12時間以上あける

from Micaco

概日リズム（サーカディアンリズム）と呼ばれる24時間周期の体内時計を意識しています。

また、夕食から12時間以上（私は14～16時間くらい）空けることで、消化吸収のバランスを整えることができます。

夜

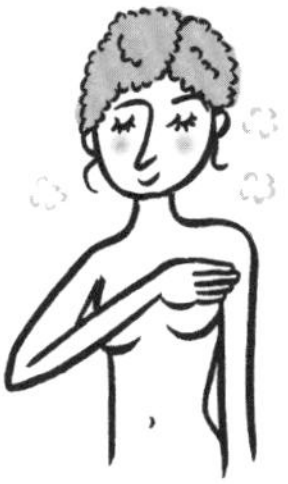

食事は20時以降は
食べないようにしています。
入浴後にクリームを塗って
マッサージ＆バストアップ筋トレ。

from Micaco
歯磨きのように生活のなかのルーティンに組み込むことで、歯磨きみたいに「やらないと気持ち悪い」ようになっていきます。わざわざ道具を出したり準備をしたりするものだと長続きしないから。こういう小さな習慣で一生が変わります。

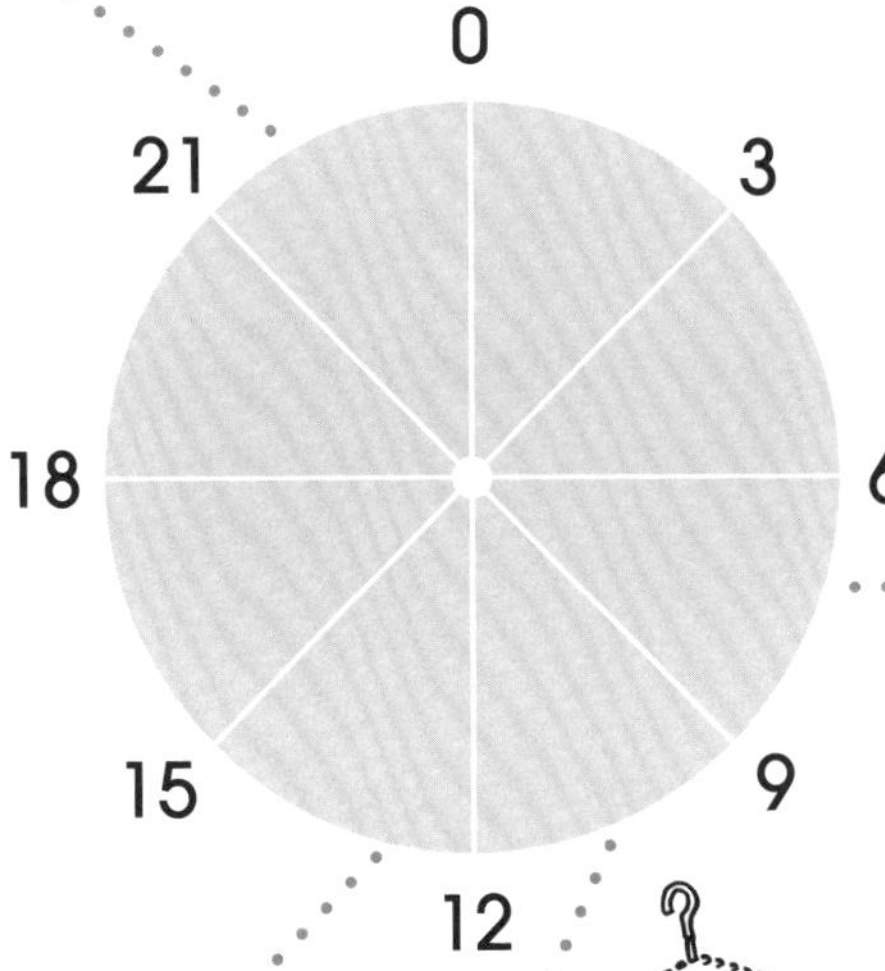

昼

電車で座ってエクササイズ

from Micaco
膝を揃えて足を浮かせ、上下に数センチ上げ下げ。人知れずできる体幹トレーニングです。

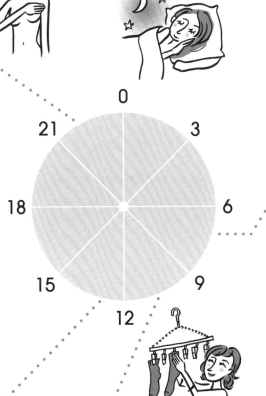

洗濯物を干しながら
ヒップアップ

from Micaco
腕を上げながらお尻にキュッと力を入れると、背筋が伸びて骨盤もまっすぐに。

食事も見直す時期です。〝質〟にこだわりたい

●筋肉重視のための、タンパク質の摂り方

いくらトレーニングをしても、筋肉の材料になるタンパク質が足りなければ意味がありません。放っておくと筋肉は年々減っていくわけですから、それを食い止めるためにも、タンパク質をしっかり摂ること。これはもう絶対にハズせない習慣です。

以前、動物性タンパク質を摂らない食事法が流行したとき、私も取り入れてみましたが、筋肉が痩せて肌のハリもなくなってしまった経験があります。このとき、タンパク質の重要性を実感！

人間の体は一度にたくさんのタンパク質を代謝することはできないので、一日三度の食事や間食で補給することが必要。特に赤身のお肉などがオススメで、私

もお肉は大好きなので積極的に摂っています。

でも、この年齢になるとお肉をモリモリ食べるのは難しくなってくるし、体重コントロールのためにダイエットを意識したり忙しかったりすると、なかなかそうもいきませんよね。もちろん、私もそうです。

そこでおすすめなのが、不足分を〝プロテイン〟で補うこと。今はプロテイン流行りで、いろいろな味や素材が市販されていますから、いろいろ試して好みや体に合うものを選ぶと良いと思います。

私はもう10年以上、オーガニックの大豆プロテインを愛用しています。動物性タンパク質は食事で摂ることが多いため、植物性タンパク質の補給目的でしたが、飲み始めてから肌の調子も上向きだし、何よりびっくりしたのは傷の治りが早くなったこと。加齢によるさまざまな衰えをスローダウンさせるためにも、欠かせない習慣になっています。

Micaco特製

プロテインドリンクの作り方

市販の野菜ミックスジュースにプロテインの粉末を入れ、抗酸化に効果のあるココナッツオイルとえごま油をプラス。よくシェイクして混ぜる。時間のないときにも栄養補給できるお助け朝ジュース。

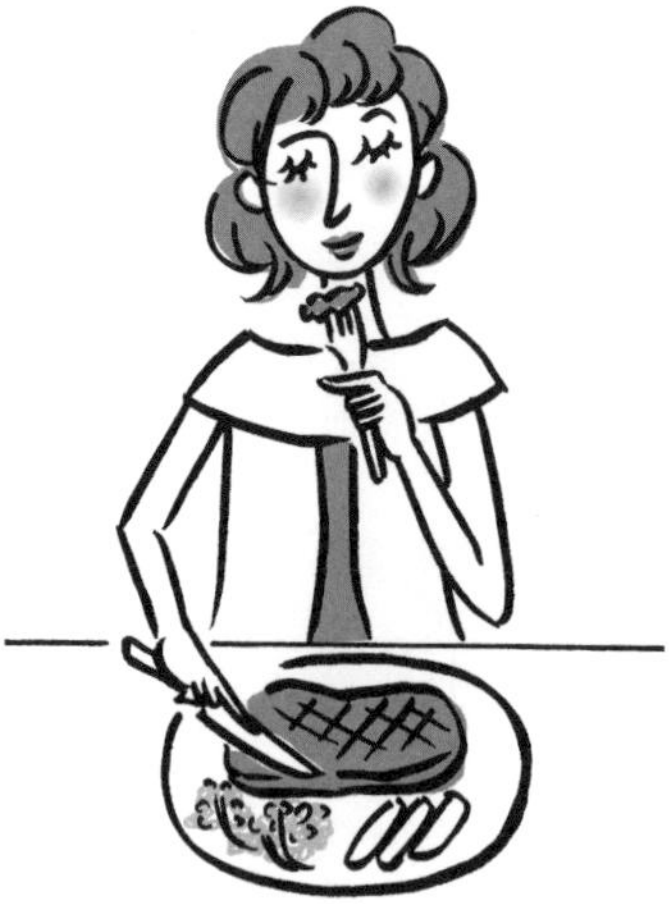

●やみくもに取り入れず、体の声を聴こう！

美容のことと同じくらいに健康維持のことが気になるお年頃。耳に入ってくる〝カラダに良いもの情報〟には、私もどうしても敏感になってしまいます。

いろいろな分野の研究が日々進歩して、新しいことがわかるのはもちろんうれしいこと。ですが、体に良いものが次々に登場してキリがないし、あれこれ取り入れて食べ過ぎになっている一面も否めません。

私の生徒さんの中にも「健康にいいから！」と、摂取することを中心に考えてしまう場合もあって、「食べ過ぎだから！」と指導することもあります。自分の年齢、体の変化によって変えていくことが必要です。

たとえば一般的に体に良いと言われているものを一生懸命摂ってもそれが自分の体に合っていないとしたら、ムダな努力をしていることになってしまいますよね。

だから私は、**自分に本当に必要じゃないものは食べない、合わない習慣は取り入れない**という基準で、それを取り入れるか否かを決めるようにしています。

食品でもサプリメントでも習慣でも、取り入れるものは一回にひとつずつ、まずは3週間続けてみます。

いくら実験データで良いことがわかっていても、合う合わないの個人差はあるはずなので、とりあえずしばらく自分の体で人体実験（笑）することは大事だと考えています。肌や体で実感できる変化があれば、それは習慣としてイン。なければアウト。私の場合はナッツ類もフルーツも大好きなのですが、アーモンドとキウイ、マンゴーがNGでした。

年齢に伴って、ホルモンバランスや体内環境も変化していますから、今の体調にしっくりくる食習慣にアップデートすることは必要だと思います。

●プチ・ファスティングのすすめ

以前、ファスティングをやってみて、「自分にはなかなかできないな」と思ってしまった私。試した結果、生活に取り入れたことのひとつに、**「夕食後、次の食事まで12時間以上、空ける」**というプチ・ファスティング習慣があります。

かかりつけの病院で勧められたのですが、具体的には、一日を半分に分け、12時間のうちに三食を済ませて、残りの12時間は食事をしないというものです。

食べる時間と食べない時間を区別することで、体内時計を正しく整え、健康を回復させるのだとか。研究データでは、アンチエイジングにも効果があることがわかっているそうです。

そして、「お腹が空いたと感じるまでは食べない」というのもマイルール。朝は特製ドリンク（前出）やスムージー、果物中心のメニューなどでごく軽く済ませ、ボリュームのあるものをしっかり食べるのは、ちゃんと空腹を感じる14〜16時にとる食事一回に限定しています。そして夜も軽め。この年齢になると、健康維持のために三食しっかり食べることにこだわりがちですが、エネルギーを消費しきれないほど食べては元も子もありません。「量」より「質」にこだわった食事を。

子育て中でもあり、また仕事柄、食事の時間が不規則になりがちな私ですが、この食事法を始めてから、体重の増減がゆるやかになったことを実感。とてもシンプルな考え方なので、どなたでも取り入れやすいと思います。

体重も健康も、先送りせずに、こまめなチェックを

●「いつか痩せる」なんていう奇跡は、50代には絶対に起こりません！

「ちょっと太ったかも…」と感じたとき、数字で確かめるのがコワイからと、体重計に乗るのをやめたくなりますが、ここがオバサン化するかどうか、運命の分かれ道！　ここが一番、絶対に体重計に乗るべきときなのです。

なぜなら、小さな変化のうちに気づければ、元通りに戻すのに最小限の労力で済むから。部屋にちょっとホコリが目立ち始めたときなら、ササッと掃除機をかければ済むところが、見ないことにし続けたばかりに大掃除が必要になった、というのと同じことですね。

体重もホコリも、見なくなったらおしまい。「怖いから見ない」っていうのは

一番ダメなんです！

日々、エクササイズを心がけている私ですが、食べ過ぎてしまったりお酒が過ぎたりで、体重が増えたりボディラインがゆるんだりすることも。でも、毎日体重を計り、お風呂上がりに３６０度の全身チェックを欠かさないから、ちょっと見にはわからないような少しの変化にもすぐに気づけて、いち早くリセットに取りかかれます。そう、**振り幅の小さいうちになんとかするのがコツ**なんです。

アラフィフになると、「年ごとに太っていく人」と「体形を保っている人」に二極化します。増えた体重が自然に戻る、キツくなったスカートがそのうちまた着られるようになるなんていう幻想は今すぐ捨てて、微調整にこそ心を砕きましょう。

わかっていても、ついついサボってしまうことだってあるでしょう。１〜２日ならいざ知らず、２週間もエクササイズをしなければ、筋肉は完全にダラけます。でも、一度中断したらもうダメなんていうことは、筋肉に限ってはありません。いったんくじけてしまったら、またやり直せばいい。ボディラインがゆるんでしまったら、もう一度、一から鍛え直して理想の体をつくり直せばいい。
今後の長い人生を考えたら、それが継続するということだと思うんです。

●「痩せる」というより、体形を整えることを意識する

前述しましたが、「オバサン臭」を出すいちばんのポイントは、姿勢です。どんなにメイクをキレイにしていても、高価な服を着ていても、立ち方や姿勢などで年齢がバレてしまうんです。立ち方や姿勢を整えるのには、やっぱり下半身の筋肉がしっかりしていないと、支えられません。猫背もオバサンに見えますから、要注意ですよ！

●健康診断、定期的に受けてますか？

50歳を過ぎた頃、疲れやすくなったことが気になり、病院で検査を受けてみました。すると、栄養バランスに問題が見つかり、ビタミン剤を処方されることに。

自分では気を付けていたつもりが、栄養が足りていなかったんですね。

思い返せば、体調不良が続いていた時期は、気持ちも下がりっぱなしでした。体形を保つための努力にもなかなか身が入らず、着飾るエネルギーもなくなって…。やっぱり**体が健康じゃないと、心も元気にならない。その結果、キレイでいられない**んです。

以来、不調が気になったときには、その都度検査を受けるようになりました。これまでに、普通の成人病検診のほか、骨密度検査や腸内環境検査なども受けて、体調管理に役立てています。重篤な病気にかかるリスクが高くなる年齢になり、取り返しがつかなくなる前に病院で診てもらっていると、安心して過ごせるというメリットはやっぱりあると感じていますし、体調が万全だと、キレイでいたいという意識が高まるのも事実。

最近はネットでできる遺伝子検査のキットなど、手軽に試せる検査も充実してきました。元気に、そしてキレイに年をとるために、健康診断、利用しない手はないと思います。

人生の優先順位を見つめ直そう

●「インスパ、今始める？」「インスパ、やめておく？」優先順位はどっち？

若くてキレイは当たり前。じゃあ、若くなくなったら、どうする？

50代以上で誰が見ても美しいと言われる人は、総じて「特別なことは何もしていません」と言います。そんなわけない、何か秘密があるはず…と思うかもしれませんが、彼女たちは嘘をついているわけでも、人に教えたくない特別な何かを隠しているわけでもありません。

彼女たちが美しい理由は、**〝キレイでいるための努力〟を人生の優先順位の上位に置いていること**です。

具体的に考えてみましょう。

夜、お土産に有名店のおいしそうなケーキをいただいたとします。あなたは「わあ、おいしそう」とすぐに食べてしまいますか？　それとも「今すぐだと太りそうだから、冷蔵庫にしまっておいて、明日の朝いただきましょう」と、食べるタイミングを工夫しますか？

昔、「そのひとくちが〇〇のモト」というフレーズが流行りましたが、キレイでいるための努力を惜しまない人は、きっと後者を選ぶはず。そして、そう考える人たちにとって、日常的に食べるタイミングを工夫するのは自然なこと。特別なこととは思わないのです。

アンチエイジング・インスパもまったく同じ。「今すぐ始める？」「太ったまま年をとる？」。どちらを選ぶかで、その後の人生、大きく変わります。

この先美しく過ごそうと思ったら、〝キレイでいるために考えて行動すること〟を、人生の優先事項に加えること。この心がけなくしてはありえません。

今まで頑張ってきた自分だからこそ、もう遠まわりや無駄なことは省いて、効率的にやってあげてほしい。そう、何よりも自分のために——。

●生き方をシフトチェンジする

息子が二人いて、もう20年以上も自分のことは後回し、子育て最優先で生きてきました。数年前に離婚したこともあり、一人でとにかく子どもたちを育てなきゃ、そのために仕事しなくっちゃと、とんがりっぱなしでずっと走り続けてきたように思います。

気が付けば、上の息子は成人して独立しましたし、下の息子はもうすぐ高校卒業。子ども中心の生活も終わりが見えてきました。それがちょうど大きな体の不調を感じてテンションが下がった時期とぴったり重なって、この先の人生を真剣に考えるきっかけに。

もう、外でこんなに戦わなくてもいいかも。
好きなこと中心で生活してもいいかも。

「五十にして天命を知る」じゃないですけど、子育てに占める責任の割合が減ってきた分、自分のために使う時間を少しずつ増やして、楽しむことに軸足を置いて生きていこうと決めました。

人生、いつもときめいていないと！　と思うんです。

何かにときめいているときの女性は、いくつになっても何割増しかでキレイ。知人の80代の女性は、若い男性アーティストのコンサートにおしゃれをして出かけて行きます。目をキラキラと輝かせて、オーラも変わっているように思えるくらいです。このプチ擬似恋愛的な気分、女性には必要なのかもしれません。どんなことでもいいから、暮らしの中に小さなきらめきをいっぱい持っていられたらな、と思います。

現在、主婦やＯＬ、妊産婦さんなどを対象に全国各地でレッスンやセミナーを行っている私ですが、単に痩せるだけでなく、その人その人の魅力を最大限に引き出したボディラインは、自信にもつながると実感しています。レッスンを続ける中でどんどんキレイになっていく女性たちをたくさん見てきました。ボディラインの変化は、人生を変える、と言っても過言ではないのかもしれません。

私自身、専業主婦から「Ｍｉｃａｃｏ」という新しい自分を見つけて生き始めたのも40歳を過ぎてからです。

だからこそ、この50代を生きる自分自身もまだまだ挑戦を続けていきたいと思っています。晩婚化・高齢化が進む昨今は、「妊活」「尿もれ」「更年期」などの対策にも積極的に取り組んでいます。是非みなさんも、自分の体形も人生も諦めずに、挑戦し続けていただけたら、と強く思います。いくつからでも、決して遅くはありません。

女性たちの進化を
お手伝いすることが、
私の使命です。

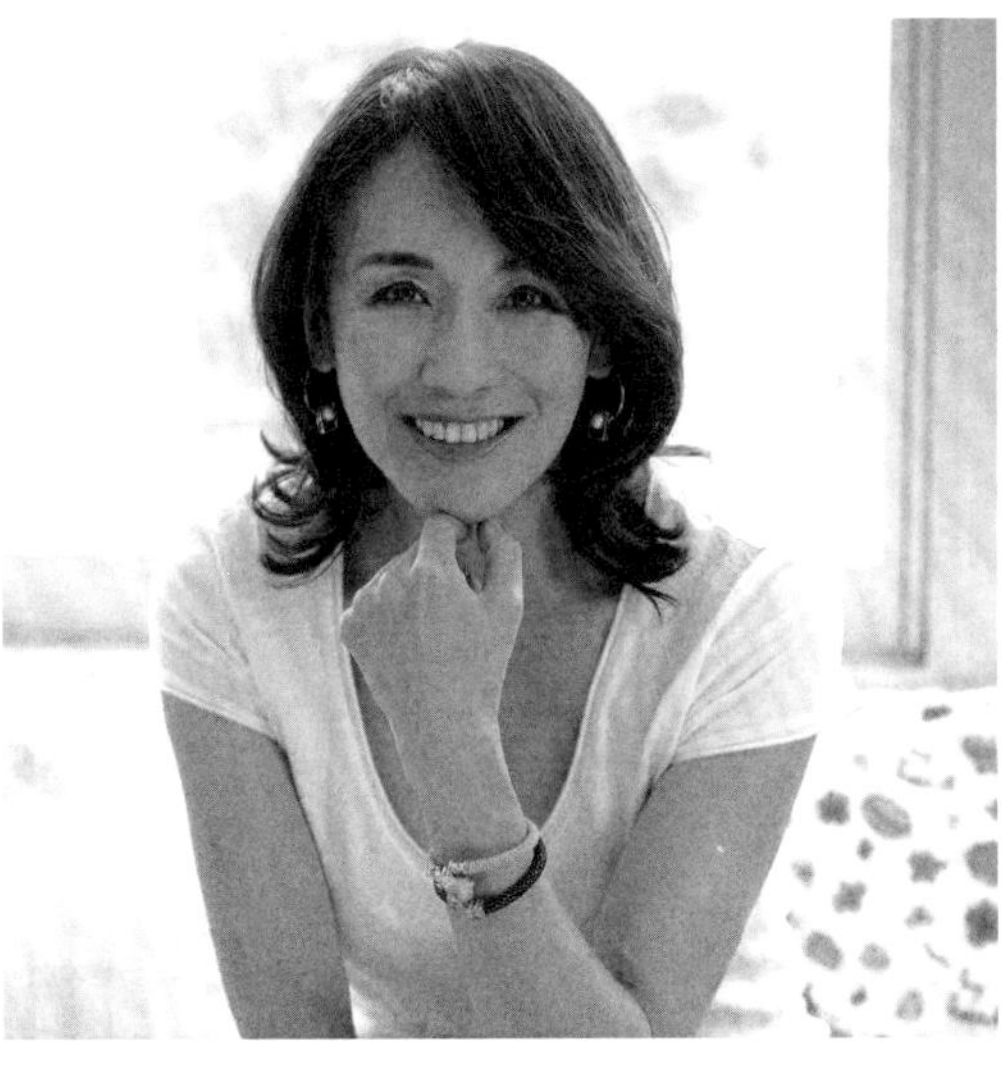

本文デザイン	岡崎理恵	
本文写真	石田健一	
	著者提供	P3、P5、P14、P16、P66、P94、P108～112、P119、P139
本文イラスト	戸塚恵子	
構成	乾　夕美	

著者紹介

Micaco

ボディラインアーティスト。骨盤プロデューサー。スタジオインスパイリング主宰。

1967年生まれ。2児の母。芸能プロダクション「スターダストプロモーション」において、女優・モデルのパーソナルトレーナーとしてボディメイキングの指導を行う。

「骨盤」の重要性に着目し、自身も二度の出産で17キロの産後太りを戻した体験から、独自の骨盤矯正メソッド「インスパイリング　エクササイズ」を考案。骨盤ダイエットブームの火付け役でもあり、多くの著名人たちがその指導法を支持している。

その人の個性を生かした女性らしいメリハリのあるボディメイキングを得意とし、現在でも全国各地でセミナー、講演など多数。

50万部を超えるベストセラーとなった『インスパイリング　エクササイズ』(SDP)ほか、近著に『胸は落とさない!　下腹ペタンコダイエット』(サンマーク出版)など。

女性の心身に大変化が起こる40代後半から50代。ずっとキレイでいるために、骨盤と下半身の筋肉の大切さを訴えたのが本書である。

公式ホームページ
https://inspiring-micaco.com/

アンチエイジ・インスパ
たるまない体《からだ》は下半身《かはんしん》でつくる

2019年5月30日　第1刷

著者　Micaco《ミカコ》

発行者　小澤源太郎

責任編集　株式会社プライム涌光
電話　編集部　03(3203)2850

発行所　株式会社青春出版社
東京都新宿区若松町12番1号〒162-0056
振替番号　00190-7-98602
電話　営業部　03(3207)1916

印刷　大日本印刷　　製本　大口製本

万一、落丁、乱丁がありました節は、お取りかえします。

ISBN978-4-413-11292-5　C0077

青春出版社のA5判シリーズ